育部人文社会科学研究青年基金项目（24YJC630167）

签约式社区居家医疗服务资源配置与调度优化

邱华昕◎著

图书在版编目（CIP）数据

签约式社区居家医疗服务资源配置与调度优化 / 邱华昕著 . -- 北京 : 企业管理出版社 , 2025. 7. -- ISBN 978-7-5164-3306-5

Ⅰ . R199.2

中国国家版本馆 CIP 数据核字第 2025CV3658 号

书　　名: 签约式社区居家医疗服务资源配置与调度优化
书　　号: ISBN 978-7-5164-3306-5
作　　者: 邱华昕
策　　划: 寇俊玲
责任编辑: 郑建平　寇俊玲
出版发行: 企业管理出版社
经　　销: 新华书店
地　　址: 北京市海淀区紫竹院南路 17 号　　**邮　　编:** 100048
网　　址: http://www.emph.cn　　**电子信箱:** 1142937578@qq.com
电　　话: 编辑部（010）68701408　发行部（010）68701816
印　　刷: 北京亿友数字印刷有限公司
版　　次: 2025 年 7 月 第 1 版
印　　次: 2025 年 7 月 第 1 次印刷
开　　本: 710 毫米 ×1000 毫米　1/16
印　　张: 11 印张
字　　数: 166 千字
定　　价: 58.00 元

前言

家庭医疗护理（Home health care，HHC）作为一种基于社区的新型移动医疗服务模式，能够灵活有效地促使医疗资源下沉和患者合理分流，是当前全球医疗健康服务领域的重要发展方向。本书基于我国签约式家庭医疗模式下的服务运作管理实践，针对其中居家医疗人员服务运作系统整体性、层次性、关联性等特征进行分析，研究签约式社区居家医疗上门服务中人员配置与调度优化决策问题。为了有效地解决签约式社区居家医疗服务模式特性给人员配置调度过程带来的复杂限制，通过优化不同医疗技能的人员配置方案及其上门服务过程调度计划，达到提升居家医疗服务效率和业务实施灵活性等目标。

（1）服务模式及人员上门服务运作系统分析。概述签约式社区居家医疗服务模式特点，分析医护人员上门服务系统的主体构成、运作流程及复杂属性特点。对于其中的关键运作环节，从不同决策层次上将问题分解并界定为人员居家医疗服务的多周期能力配置和单周期访问过程调度的两阶段问题，权衡不同阶段运作决策目标的价值取向，设计问题的基本决策原理和思路，在此基础上帮助后续章节对研究主题的决策目标展开优化方法的详细研究。

（2）多服务多周期人员配置优化。在此规划阶段，为优化签约式社区居家医疗的长期健康管理效果和综合运作成本，针对签约业务特性建立了大众服务包与个性服务包联合需求下的人员多周期服务排班模型，一方面通过为所有签约居民尽量安排熟悉的医护人员定期前来进行大众服务包基础服务，另一方面及时有效处理额外的个性化服务包需求项目，从而达到灵活协同处置长期签约下的居家医疗需求服务平衡。结合服务策略设计基于大规模邻域搜索的混合启发式方法优化求解，为签约式社区居家医疗服务的长期高效运作提供智能化用人指导建议。

（3）同步服务协同调度优化。在居家医疗人员上门服务过程调度阶段，考虑到传统单一访问的调度方式难以有效应对居家医疗涉及的同步服务需求，即复杂病情须由一名以上医护人员共同协作完成，通过灵活安排不同服务线路上的人员相应前往开展协同工作更能从整体提升服务效能。针对上述关键问题建立多类专业资格人员的协同访问策略和调度模型，并针对模型特征进一步解析转化，根据模型结构特点提出精确型算法进行优化求解，完善居家医疗模式下的人员调度决策。

（4）服务出发时间依赖的调度优化。着眼于居家医疗业务的基层实施过程，加强对医护人员上门行动规划的时间依赖性分析，从而提升服务效率；量化出发时间对其服务路线执行效率的影响，建立混合整数规划模型灵活优化决策人员的出发时间及访问路线；针对性地开发精确型优化求解算法并设计启发式策略提升方法性能，结合人员配置结构和分工情况提供出访时间的弹性工作建议，促使高效完成社区签约居民的居家医疗服务，避免医疗卫生资源的闲置浪费。

综上，本书为签约式社区居家医疗人员服务提供更加智能化和精细化的行动指导，弥补传统对管理者经验过度依赖的粗放型决策方式不足，促进优质医疗资源有效下沉，对我国健康中国重要战略的稳步推行和智慧养老等产业的持续发展具有重要价值。

本书的相关研究工作得到了教育部人文社会科学研究青年基金项目（24YJC630167）的资助。在研究过程中得到了大连理工大学经济管理学院王延章教授、四川大学商学院王杜娟教授、电子科技大学经济与管理学院殷允强教授的大力支持和帮助，在此表示衷心感谢！

由于作者水平有限，难免有不妥或疏漏之处，敬请专家、读者指正。

邱华昕

2025 年 5 月

目录

1

绪　论

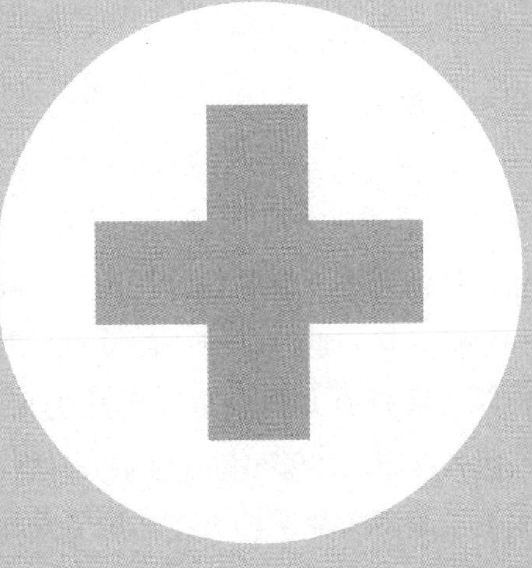

1.1 研究背景与意义

1.1.1 研究背景

在当前我国人口老龄化进程不断加快、慢性病人群持续增长、医疗资源分布不均且供需失衡等情形下，伴随着经济社会的发展和居民生活水平的提高，以医院为中心的传统医疗模式已经难以满足居民的个性化健康护理需求。近年来，立足我国国情和借鉴国际先进经验，政府结合实际积极探索科学有效的医疗服务模式，做出推进签约式家庭医疗服务的“健康中国”重要决策部署。经过基层工作实践过程中的不断完善和深化，目前我国已初步建立具有中国特色的家庭医疗签约服务体系，并因地制宜丰富服务形式，例如四川成都“大众包+个性包”签约服务、上海市“1+1+1”签约服务、福建厦门“三师共管”签约服务等，由此引导和激励服务开展的积极性，完善了家庭医疗签约服务内涵，增强了人民群众关于综合、连续、协同的基本医疗卫生服务获得感。

签约式家庭医疗服务以社区为服务范围，以经过评估具备服务开展条件的社区基层医疗卫生机构为平台，围绕重点人群和多发慢性病等推出多种基础常见类型的医疗服务项目组合供居民按需选择，双方签订协议建立长期稳定的契约服务关系。在具体服务过程中，医疗机构按照约定合理安排医生、护士、护工等各类具有专业医疗技能的人员为签约居民提供所需类型的医疗服务，并优先覆盖老年人、孕产妇、残疾人等体弱或行动不便人群，以及糖尿病、高血压等慢性病人群和精神障碍、晚期肿瘤维持治疗患者等的特殊医疗护理需求。这一创新医疗服务模式构建起“治疗—康复—长期护理”服务链，在充分整合医疗资源、满足人民群众多层次多样化的健康管理服务需求同时，有效控制和降低了医疗服务费用，能够更好地维护群众生命安全和身体健康。

签约式家庭医疗服务重点是构建医护人员和居民之间专业有序的社区家

庭医疗服务系统，打破传统医疗服务在就医空间上的限制，缓解大型医院医疗资源短缺、就诊难、住院难的困境，让居民能够在个人熟悉环境中获得兼顾临床护理和心理护理需求的连续高质量医疗服务，提升居民就医、转诊和用药等就医的便利性和获得感（见图 1-1），医院、社区医疗机构、社区居民构建起三位一体的服务管理体系和双向转诊通道：①病情康复情况符合出院条件的患者，经医院转回社区医疗机构继续照护；②家庭医疗服务的提供者（如社区医院、家庭护理公司等）与社区居民签订医疗服务合约，提供包括基础健康监测、问诊咨询以及对重点人群入户提供如体检、家庭病床、康复训练等精细化居家医疗服务；③根据患者病情进展情况，必要时由社区医疗机构转诊绿色通道快速入院。

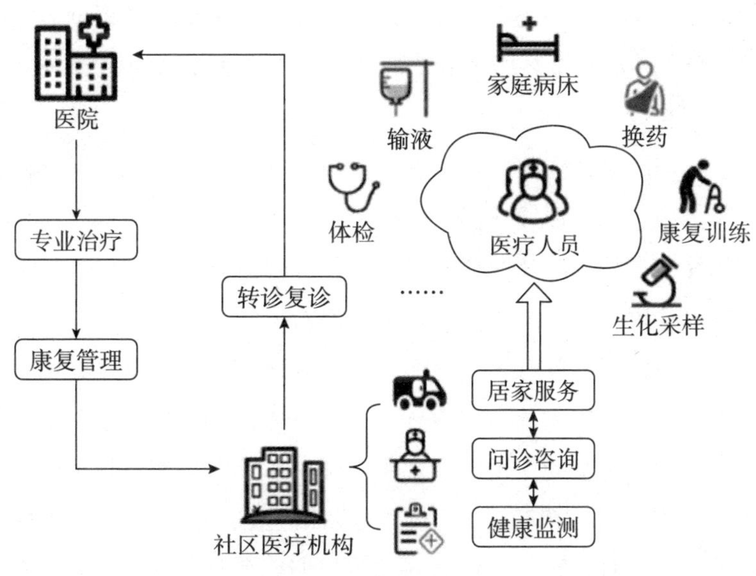

图 1-1　家庭医疗服务体系

居家医疗服务是开展签约式社区家庭医疗的重要措施，指由医护人员前往签约居民家中进行家庭病床、问诊护理、日间照护等服务，主要面向需要连续治疗，但又不方便亲自前往社区医疗机构就诊的困难患者。居家医疗服务作为居家护理和诊疗、实现医养结合的重要途径，一方面可以缓解大型医院医疗资源短缺、就诊难、住院难的困境，为居民的日常健康保健提供了有效的补充；另一方面，可以减少患者在住院期间潜在的交叉感染和其他环境刺激的不良影响，对其病情的康复和必要的心理、社会治疗都是有益的。因此，签约式社区居家医疗服务在一定程度上能起到类似于医院的医疗作用，还可以显著降低居民的医疗费用，具有极大的社会和经济价值。

据最新数据统计，我国 60 岁及以上人口数已超 3.1 亿人，其中失能、半失能老人约 4400 万，而居家医疗护理从业人员仅有 50 余万名，目前传统经验型粗放管理模式下的人员工作能力利用并不充分。在积极推进居家医疗服务人员培养和队伍建设的长期规划下，充分利用现有存量资源、高效调配相关医护人员工作是推进签约式社区家庭医疗服务高质量发展的重要举措。此外，家庭医疗服务机构通常作为非营利组织，通过优化医护人员服务运作，降低运营成本和提高利润，也是保障居家医疗服务质量的重要环节。因此，高效合理地规划人员服务能力配置计划以及优化其出访服务调度方案是亟待解决的实际问题，具有学术前沿性和重要实践价值。相关问题研究的特点和难点主要体现在以下两个方面。

第一，在问题解析方面，居家医疗服务以社区居民与家庭医疗机构按需签订各式合约服务包的形式开展，医疗机构按照签约居民的居家医疗需求特点，相应指派各类具有医疗专业资格的医护人员进行上门服务。该决策过程具有多阶段、多周期、非结构性等难点，面对分散在社区多处的多类居家医疗服务需求，医护人员上门服务的配置和调度决策会受到居民签约服务项目类型与护理要求、医护人员专业资格、服务供需技能匹配关系、上门访问频次、护理时间偏好、服务优先级等现实因素的影响和限制，且不同主体的价值取向差异导致优化目标不同。为降低求解难度，按照业务运作逻辑可将该问题拆解为多周期服务能力配置规划和单周期服务路线调度实践，两环节复杂性较高且相互影响制约，在多重因素作用下决策优化难度较大。

第二，在建模求解方面，由于上述签约式社区居家医疗人员上门服务过程的多主体、多属性、多关系特征，常规的服务网络流规划模型难以充分刻画该问题的复杂特点，需要融合问题新特征，针对不同服务运作环节，结合业务特点合理抽象问题，从多方利益目标角度综合权衡，开发更加适合的模型进行定量表达。在当前社区居家医疗基层实践中，普遍依赖于人工经验的管理方式来决策这类解空间复杂的 NP-hard（非确定性多项式困难）问题，得到的医护人员分配访问计划较为松散低效，需求庞大时更加难以兼顾服务质量，此时模型规模的增加也为求解计算造成了困难。由此在明确问题各环节所属决策层次基础上，对关于如何相应设计适合的启发式和精确型算法思路以及提升求解效率提出了挑战。

基于以上背景，本研究以社区居家医疗签约服务模式为切入点，针对居家医疗人员上门服务实践中面临的问题，开展人员配置与调度优化决策方法研究，推进家庭医疗服务模式的高效长远发展。具体研究工作将以对多种专业技术资格医护人员的合理综合利用为前提，以寻求服务效率和成本优化的可行方案为目标，综合运用系统工程、服务运作管理、智能优化决策等领域的前沿思想和技术成果，分析明确签约式社区居家医疗服务过程的特点及难点，相应开发智能高效的理论模型和方法，为解决多类型专业资格人员上门服务运作过程中涉及的多周期排班、服务路线规划等一些关键共性问题提供决策支持，同时为充分发挥相关领域技能型人力资源优势等方面提供有益的借鉴。

1.1.2 研究意义

本书以签约式社区居家医疗人员服务能力配置与调度过程为研究对象，理论联系实际，深入分析探究签约式社区居家医疗服务系统的多主体、多属性、多关系特性，针对医护人员对签约居民长期连续多样的居家医疗需求服务过程，从多方利益目标角度综合权衡，开发智能有效的居家医疗人员服务运作优化决策方法，保障签约式社区居家医疗服务过程顺利高效地进行。本研究对于运筹学、系统科学、人工智能等理论的深化，以及我国健康中国重要战略的推行和智慧养老等产业的发展都具有重要价值。

（1）本研究提出的居家医疗服务人员配置和上门访问调度方法，为有效满足社区签约居民多样化居家医疗服务需求，并兼顾人员服务效率和运作成本的均衡，提供了先进的家庭医疗服务管理思路。通过制订大众与个性签约服务包需求综合下的多周期医护人员配置方案，进而为单个工作周期内相应分配的各类医护人员构建上门访问服务计划，同时针对传统单一访问调度方式难以有效应对具有复杂关系的多服务协同访问规划的限制，完善同步访问策略灵活适应供需决策偏好，并进一步结合人员具体工作布局和分工实际提供出访时间的弹性工作建议，权衡多主体利益实现综合绩效目标，充分发挥居家医疗服务资源能力，为提升医护人员服务效能提供重要理论依据。

（2）本研究面向签约式社区居家医疗人员服务运作管理中的关键决策优化问题，综合有效运用相关理论和方法对人员服务能力配置和调度过程进行总体业务规划和详细运营设计，为实现灵活高效的签约式社区居家医疗人员服务运作管理目标，提供了智能精细化的决策支持。书中结合问题性质建立居家医疗服务人员配置和调度模型及其分解转化策略，并灵活设计启发式及精确型算法策略优化求解人员的协同配置访问，有利于驱动家庭医护人员服务管理优化决策的发展，促进相关优化理论和算法在医疗运作研究领域的渗透和应用，为我国签约式社区居家医疗人员上门服务模式的有效开展提供科学先进的理论保障和技术支持。

本研究的现实意义主要有以下两点。

（1）在政策执行层面，本研究紧随“健康中国 2030”规划纲要，与我国“十四五”国民健康规划目标一致。目前我国签约式社区居家医疗服务模式仍处于试点推广阶段，具有广阔的发展空间。设计应用智能化方法优化居家医疗人员服务运作过程，促进了智慧医疗家庭服务的管理发展和医疗资源下沉，缓解大医院内患者聚集求医产生的医疗资源供需压力。同时这种服务模式的高效运作也为构建完善我国家庭医疗服务模式的关键实施路径提供借鉴，帮助推动全民健康体系的进一步完善，有助于深化我国医疗卫生体制改革创新。

（2）对于医疗服务机构而言，本研究相关成果弥补了传统粗放型管理决策方式对决策者经验过度依赖的不足，可以帮助医疗服务机构在进行医护人员配置和出访调度时获得有效的智能化决策指导，保障签约服务项目的长期高效实施，促进医患双方增强信任、建立亲近的医患关系，提高居家医疗服务质量，对医护人员服务运作成本的精准控制也有利于医疗机构的长远运营发展。此外，也可借鉴本书提出的相关研究理论思想和方法论等，将其运用于其他相近行业的专业技术人员智能服务运营决策中，例如家政服务、家教培训、上门维修保障服务等，为提升技能型人力资源的精细化管理水平具有一定的实践参考价值。

1.2 签约式社区居家医疗服务相关概念

1.2.1 居家医疗签约服务模式的内涵

签约式居家医疗作为一种覆盖基层群众的普惠性基本医疗卫生服务，既非传统需病人亲自前往医院等医疗卫生机构的形式，也不同于费用高昂的私人医生可以随叫随到。经过评估病情较稳定的符合居家医疗服务条件的签约居民，如老年人、慢性病患者、精神障碍康复期患者、晚期肿瘤维持治疗患者、行动不便者等，针对其长期慢性病等非紧急常规护理需求，机构依照其签约需求安排专业资格合适的医护人员上门履行服务。尤其是少量突发病情者为了确保救治的及时性和专业性，通常可联系社区医疗机构当值人员直接前来紧急处理，并交予专门的医疗急救机构负责具体实施诊疗工作，对居家医疗服务人员的工作计划安排影响不大，因而这类非典型特殊情况暂不在本书研究的范畴中。

本书的应用研究背景来源于成都市武侯区 W 街道某社区，该社区地处该区经济文化中心，交通便利。该社区卫生服务中心依托家庭医疗签约服务形式，与社区居民签订了家庭医疗服务合约，目前健康档案建档率达 95%，已基本实现全区域签约覆盖。该社区有常住人口约 2.1 万人，其中 60 岁以上老年人、残疾人 1300 余名，主要居住的小区位置分布见图 1-2。签约居民大多亲自前往医疗机构进行约定类型的服务，而对于其中百余名失能或半失能的老年、残疾人，在诊断明确、病情稳定的前提下，若经评估确有需要时，服务中心将计划派出专业技能资格合适的医护人员上门施行相应类型的居家医疗服务。该卫生服务中心目前有包括副主任医师、中级医师、健康管理师等在内的医护人员数名，按照居民所选择签订的服务包类型和详细需求情况，综合安排合适的医护人员为其相应提供主动、连续、综合的长期健康管理服务。

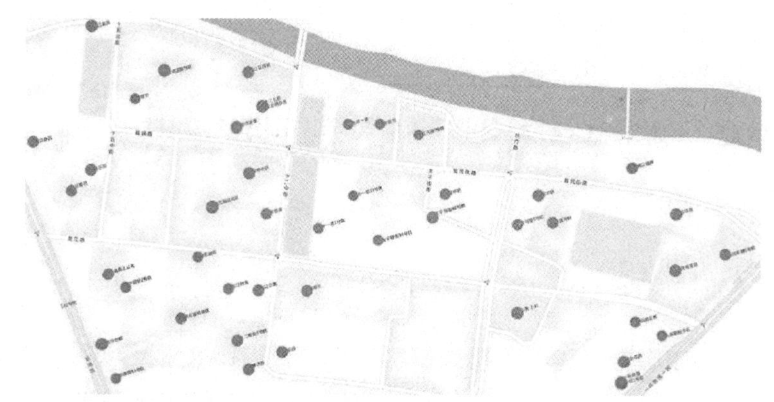

图 1-2　成都市武侯区某社区主要居民区位置分布

在具体业务实践过程中，面对居民多样的居家护理需求，如体检、注射、慢性病治疗、康复训练等，需要配置具备不同专业技术资格的医护人员按计划进行上门服务。签约式社区居家医疗服务模式概况见图 1-3，主要包含三个业务环节。

（1）社区居民与家庭医疗机构签订选定类型的医疗服务合约，机构将在合约期内按照约定项目内容为居民提供相应的健康管理服务。

（2）机构针对符合居家医护条件的签约居民，根据与其合同约定的居家医疗基础服务项目以及个性化增值服务需求项目的总体情况，综合规划各类资质合适的医护人员的出访服务日程。

（3）在每个工作日，对居家医疗护理任务的具体实施过程进行调度计划，指导各医护人员上门访问行动的实施细节，例如出访路线、服务协作计划等。由此实现为签约居民提供高质量的健康服务支持。

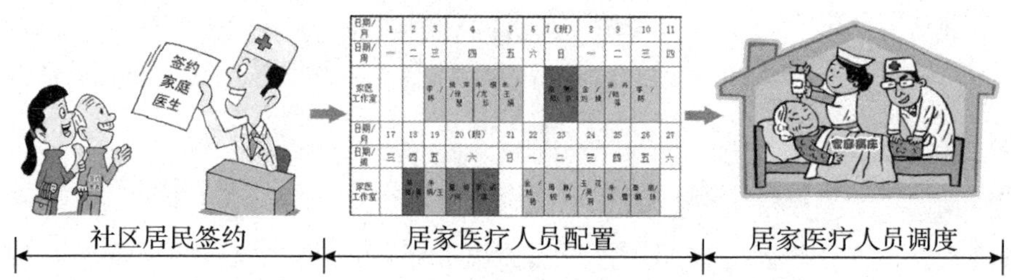

图 1-3　签约式社区居家医疗服务运作业务环节

综上所述，在签约式社区居家医疗情境下，具有不同专业资格类型的医护人员面对居民的多种居家护理需求，为其制订服务调度计划时受到诸多的约束，对业务实施过程进行科学高效的运作管理并非易事。因而本书将主要针对签约模式下居家医疗人员配置与调度环节的关键难点问题展开优化研究，主要包括制订医护人员整体排程方案及其上门服务过程的出访行动实践计划这两部分的运作内容，目标是增强签约式社区居家医疗服务效率，提升居民服务满意度，有效控制医护人员服务成本。

1.2.2　签约式社区居家医疗服务的参与主体

社区居家医疗签约服务过程主要参与的主体有三类，包括家庭医疗服务机构、社区签约居民和医护服务人员。见图 1-4，基于其各自的业务特性具有相应的属性特征，包括家庭医疗机构提供各式签约服务的特点、社区签约居民居家医疗多样化需求的特点、居家医疗服务人员的专业资格特点等，并且主体之间具有复杂的关联关系。家庭医疗机构作为基层落实签约医疗服务的平台，为居家医疗服务的建立推行提供规范的管理保障，实现高效的人力等资源服务调配和运作成本控制；社区居民作为居家医疗服务的需求来源，通过与家庭医疗机构签订服务合约的方式，申请提出个人所需的居家医疗服务；医护人员是居家医疗上门服务的供给来源，为服务项目的实施提供了专业技术支持，具体经由医疗机构根据签约需求情况灵活调配资格合适的人员前往相应居民家中实施服务，力求提升签约服务质量和工作效率。

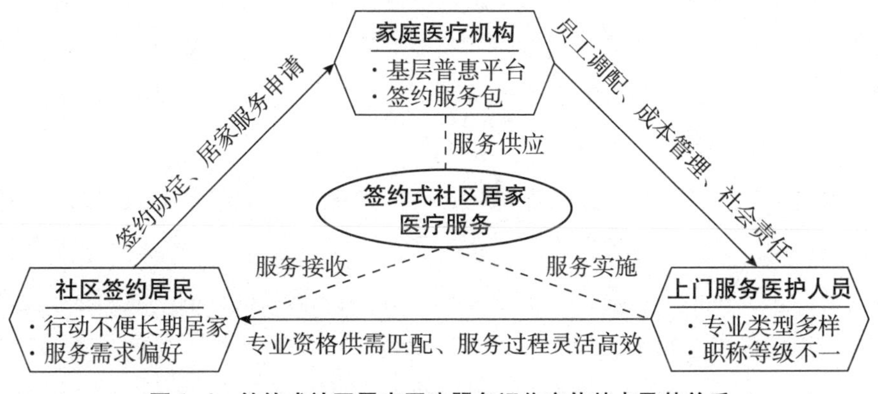

图 1-4　签约式社区居家医疗服务运作主体特点及其关系

具体而言，各主体的业务相关特性如下。

1. 家庭医疗机构

具备开展家庭医疗服务相关诊疗项目和服务方式，且登记取得医疗机构执业许可证的医疗机构，重点鼓励二级及以下医院、基层医疗卫生机构等开发家庭医疗服务资格。在社区范围内，家庭医疗机构作为开展签约服务的平台，引导居民签订一定期限和内容的医疗服务协议。

作为居家医疗服务的管理决策者，家庭医疗机构的主要任务是与社区居民签订医疗服务合约、调派医护人员进行服务以及保障其他相关医疗资源供应等，对居家医疗服务工作的顺利开展起着主导作用。在本书研究中它也是所有分配的居家服务医护人员外出执行任务的出发和返回位置。

2. 社区签约居民

居民到居住地所在社区的家庭医疗服务机构，选择签订一定期限和项目内容的服务协议。当前我国家庭医疗签约服务对象优先覆盖老年人、残疾人、孕产妇等重点人群，并逐渐扩大到全人群，进行连续可靠有效的健康管理服务。

特别地，针对其中的失能/半失能者、肢体残疾和有长期康复需求等行动不便者，经过评估后符合居家医疗服务条件的病情较稳定的居民，可按照签约情况安排合适的医护人员上门进行居家医疗护理服务，主要是较为基础日常的非紧急医疗保健需求，即一些病情较轻、病程较长的慢性病管理，以及愈后居家疗养等；而对于其突发紧急病情，为了确保救治的专业及时，实际中主要依赖专门的急救机构前来具体处理，因而这种情况暂不在本书研究的范畴中。

关于签约居民的主要问题属性包括居住位置、居家医疗需求的技能特征、服务时长和访问时间窗等，其中时间窗是指居民偏好于接待服务在其指定的时间段范围内进行，若未能准确遵循则会对服务效果产生一定的负面影响。

3. 居家医疗服务医护人员

家庭医疗服务机构根据掌握的社区居民和重点人群数量等人口统计学信息，按照国家医疗行业规定遴选出具备足够资历和数量的居家医疗服务人员。这些医护人员专业类型多样、职级不一，是医疗服务机构的调度对象，也是居家医疗服务工作的执行者和促进者。居家医疗服务医护人员的主要问题属性包括所具备的专业技能特征、工作量限额、薪资费用等。按照职责不同通常包含医生和护士两类人员。

（1）从事家庭医疗服务的医生类型通常为全科医生，是为社区签约居民提供长期健康管理服务的主要实施者；另外，也有针对糖尿病、慢性呼吸系统疾病、心脑血管疾病等慢性专科疾病的专科医生组成的顾问团队，定期进行专病诊疗服务。并且根据医生执业级别不同，可进一步分为主任医师、副主任医师、主治医师、住院医师这些专技水平。

（2）护士为居家高龄、失能、半失能、慢性病人群提供专业护理服务，主要包括健康检查测量、日常疾病护理、针对性康复训练和健康指导等，例如测血压血糖、康复换药、上门挂点滴，并在必要时协助医生完成诊疗任务。从事家庭医疗服务的护士主要可以分为全职护士和兼职护士类型，并根据护士执业等级划分为主任护师、副主任护师、主管护师、护师、护士这些专技水平。

根据上述的主体特点与关系梳理可知，求解签约式社区居家医疗人员服务运作问题应满足与医护人员、签约居民和服务过程有关的三类基本约束条件限制，具体包括：医护人员从家庭医疗服务机构出发，按照任务安排依次服务多个居民，完成后返回出发点；医护人员需要遍访当日所有分配的居民需求任务，且必须满足每个人的居家医疗需求，例如时间窗、服务技能水平等；在决策期内每个医护人员具有最大工作能力限制；允许类型匹配的医护人员降级护理，即在服务需求类型一致的前提下，具有高级技能的医护人员可以对较低技能需求的居民进行护理，但相应地在用人成本上会产生额外花销。

1.2.3 签约医疗服务包的类型和特点

作为规范实施和加快推进家庭医疗签约服务工作的基本形式，社区医疗机构提供的签约服务内容以医疗服务包的形式约定，由社区居民按照知情自愿原则，结合自身情况灵活选择组合签约。现阶段推出的签约医疗服务包主要通过制订分类指导计划，涵盖了基础医疗卫生服务、重点人群针对性服务和结合自身状况扩展的个性化服务。机构通常按年收取签约服务费，总费用由居民所选签约项目的价格累加，并由基本公共卫生服务经费、医疗保险基金、签约居民个人根据签约情况相应分担，从而满足签约居民多元化、个性化的健康服务需求。

本研究在对前述成都市武侯区示范性社区的家庭医疗机构服务项目组织形式调研的基础上，结合多地相关政策文件指引和渠道费用支持等情况，进一步总结出目前典型的签约服务包类型，包括免费服务包（政府全额付费）、大众服务包（个人固定付费）和个性服务包（个人协议付费），每种服务包在业务范围内提供统一的服务内容、频次、价值等的医疗服务资源。考虑到政府全额承担的免费服务包主要通过建立居民健康档案、健康知识宣教、线上问诊咨询等体现签约服务模式的基础导向作用，不涉及复杂的医护人员巡诊操作过程。因而围绕本书研究主题，以下将重点探讨大众服务包和个性服务包的内涵特征，对医护人员上门实施居家医疗服务过程提供了策略指导。

1. 大众服务包

根据社区人口结构、服务对象身体状况及其参与医保类型等方面特点，综合选出需求广泛、应用有效、基层医疗机构负担得起的中西医基本医疗项目和基层医疗技术所构成。因而大众服务包所包含的服务内容较为基础，并且作为家庭医疗签约服务模式普惠公益性的体现，通常收费也相对较低。其中，对适宜进行长期连续的上门服务治疗的居民，医疗机构会根据评估结果和居民意愿，为其建议类型合适的大众服务包，并相应规定了合约期内上门服务项目及其出诊频次等。医疗服务机构在签约管理期间便可定期派出资格符合的医护人员前往相应居民家中，进行如常规体检、专病评估、中医调养等大众基础的居家医疗服务。

2. 个性服务包

针对病情较为复杂的重点人群，按照其个人意愿和个体差异，医疗机构也有偿提供其他一些与病情相关的生化体检、专病护理、康复训练等菜单式增值服务项目。具体项目类型及收费标准根据当地情况合理协定，居民可在大众服务包基础上进一步额外付费补充，但不可单独签约。在实际使用服务时，签约居民根据自身需要，通过电话、网络等平台渠道，向机构预约相应类型和时段的居家医疗服务，并且个人可以按照偏好申请指定某类专技水平医护人员进行服务，例如糖尿病个性服务包签约患者预约周三上午八点时段由护士进行血尿常规检测。医疗机构需在保障长期基本医疗服务约定的基础上，进一步灵活制订个性化居家医疗人员综合服务调度方案。

在前述 1.2.2 介绍的成都武侯区示范性服务应用场景基础上进一步了解得知，目前该社区卫生服务中心为签约居民主要提供两类付费医疗服务包，具体包括：①通过每年 60 元固定付费提供的规定服务内容、频次和价值的基础大众服务包项目；②根据签约居民个体特殊需求提供额外协议付费签约的个性化服务包项目。目前医疗中心为该社区居民开展的居家医疗服务总体签约情况见表 1-1。

表 1-1 居家医疗签约服务包示例

居家原因	大众服务包			个性服务包项目
	类型	服务内容	比例	
糖尿病	糖尿病服务包	空腹血糖检测、转诊评估、常规体格检查、足背动脉搏动/运动功能判断、服药指导等	51.6%	血/尿常规、血糖/血脂、胰岛功能检查，输液、导尿、压疮、肢体康复护理等
高血压	高血压服务包	血压测量、转诊评估、常规体格检查、血压控制情况分类干预、服药指导等	42.7%	血压测量、血/尿常规、血脂、肾功能检查，便携式心电检测、眼底检查等
其他居家医护需求（如精神障碍、孕产妇等）	其他服务包	精神障碍患者危险性评估、家属教育等；孕妇产前诊断分析、产后访视等	5.7%	相关康复护理指导

其中糖尿病和高血压是两类典型的居家医疗需求，签约比例合计在 90%以上。居家医疗服务人员在按照相应类型的大众服务包为签约居民定期进行上门护理服务的同时，也接受居民按需预约指定相应类型和医护人员资格水平的个性服务包项目，例如血/尿常规、血糖、血脂、心电图等体格检查，以及慢性病用药输液、导尿、压疮护理等居家医疗护理服务。除了以签约医疗服务包表示的签约居民关于居家医疗服务需求的取向以外，实际中居民对于上门医疗服务的访问时段、来访医护人员的职级水平或个人特点等也有偏向。医疗机构在制订医护人员的服务运作计划时必须综合考虑这些因素，在能力范围内尽量合理满足签约居民的个性化居家医疗需求偏好，提升居民服务获得感。

1.3 研究问题与创新点

1.3.1 问题提出

签约式社区居家医疗是适合我国当前国情并亟待发展的新型基层医疗形式。现阶段我国符合资质的基层家庭医疗服务机构的医护人员总量仍相对较少，难以充分满足广大社区居家医疗服务需要；同时，由于对医护人员服务能力的传统经验式管理局限了对现有服务资源的利用。因而本书为了实现充分挖掘和发挥签约模式下社区居家医疗健康服务潜力的战略目标，在关于签约式社区居家医疗人员服务系统要素极其复杂关系分析基础上，结合上门服务过程的关键问题设计更加智能高效的运作决策方法，具体包括以下三个子问题。

（1）签约式居家医疗人员服务能力多周期配置问题。在充分考量居家医疗服务签约情况和服务类型的供需匹配性等前提下，如何设计采取高效的智能化决策手段灵活优化多周期人员配置计划？如何使人员分配能够长期连续地执行大众服务包基础健康管理，并能及时充分应对个性服务包请求，达到大众服务与个性化服务需求协同处置的平衡？如何兼顾人员服务配置成本的有效控制？这将为业务实践环节医护人员服务过程的高效调度提供基础支撑。

（2）居家医疗同步服务下人员协同调度问题。在优化居家医疗人员常规单一服务调度的同时，如何灵活匹配并派遣不同服务线路上具备相应专业资格的人员，同步前往居民家中开展协作服务？在这一过程中，对不同专技人员的协作搭配和到访准时性提出了更高要求，因而如何建立模型来刻画同步服务问题场景，解决具有复杂关联关系的多服务协同访问规划的限制？如何完善居家医疗人员同步服务协同访问策略，开发有效的精确型方法提升决策方案求解质量。

（3）出发时间依赖的居家医疗人员服务弹性调度问题。如何充分解析出发时间依赖性这一影响居家医疗人员服务调度效率的重要因素？在待访任务属性和人员配置结构等具体情况下，怎样精确量化人员出发时间对服务调度效果的影响？如何对传统的人员同步外出工作调度方式进行合理优化？这些需要设计高效的精确型理论方法和技术手段，用以制订人员服务调度方案并给出弹性工作时间建议，从而实现更加智能与精细化的高效管理。

上述三个问题具有较强的整体性和关联性，问题（1）通过整合大众型基础医疗需求与个性化增值服务需求来综合完善居家医疗人员多周期服务分配计划，从而增强签约式社区居家医疗系统人力服务资源的整体协调和统筹优化能力，为后续阶段具体出访调度行动提供关键基础指导；问题（2）和问题（3）进一步对居家医疗人员上门服务路线进行单周期调度决策优化的研究，针对业务实践中的典型复杂场景和影响因素，为签约式社区居家医疗上门服务的日常高效运行提供了出访实施计划和行动策略支持。上述问题的多层次细粒度决策将促进居家医疗人员综合高效的服务运作优化，从而充分发挥签约式家庭医疗服务全面维护和提升居民健康水平的重要作用。

1.3.2 研究创新点

本书立足于我国家庭医疗签约服务模式下居家服务疗护过程的运作管理实际，针对签约式社区居家医疗人员上门服务能力配置与访问调度中的优化难题，梳理社区居民与家庭医疗服务机构所签订各类服务包的居家医疗项目特点，分析多种复杂服务需求下各类专业资格医护人员的综合分配和出访计划制订的决策关键。对此综合运用和改进技能人员分配排班、路径网络流规划、组合优化、启发式搜索、分支定价算法等理论方法，提出了医护人员上门服务网络优化问题的创新研究成果，为签约式社区居家医疗资源充分利用和服务高效稳定运作提供智能化的管理决策建议。具体创新点如下。

（1）在深入解析签约式居家医疗服务特性基础上，构建大众服务包与个性服务包需求联合的医护人员多周期配置模型，并相应改进提出自适应邻域搜索优化算法，为制订连续稳定且及时有效的技能型人员服务能力综合布局方案提供智能决策依据。

针对签约模式下大众服务包和个性服务包分别提供的居家医疗服务特点及履行规则的复杂差异，综合权衡居家医疗签约服务多主体价值取向，提出医护人员专业技能资格与签约居民多样需求之间匹配关系表达，从多周期计划角度设计灵活有效的人员服务能力协调配置策略，建立协同发挥大众化基础健康管理稳定性和个性化增值服务实施充分性的创新模型。并且充分融合问题性质设计改进自适应大规模邻域搜索算法和局部搜索提升策略求解获得了高质量可行解，使得社区家庭医疗管理机构在充分履行合约、确保服务质量的同时，为其灵活协调医护人员配置水平和控制服务运作成本提供了智能有效的管理决策建议。

（2）针对居家医疗特需的复杂同步性服务，设置由同步访问时间阈值灵活调控的多人员协同服务策略，提出基于技能供需匹配特性的集划分建模方法来化简解空间，并改进精确型分支定价切割算法优化求解，丰富医护人员服务协同调度的决策范畴。

为了克服传统一对一单次访问调度方式难以有效应对居家医疗服务中具有复杂关联关系的同步访问需求的局限性，提出了通过设置同步访问时间阈值来按需灵活调整医护人员协同服务的访问策略和建模新思路，增强了模型对于适应不同服务协作场景的扩展性。为了有效化解由解空间巨大导致的模型多项式时间求解复杂性计算难题，利用医疗专业技能资格供需服务匹配特性，将原问题分解为一个主问题模型和多个子问题模型，设计改进精确型分支定价切割算法降低了求解空间复杂度，并引入基于问题性质开发的启发式策略促进模型高效求解。为综合解决带有同步需求的居家医疗人员服务过程提供精准高效的协同调度方案，丰富了技能型人员协同服务运作问题的优化研究范畴。

（3）提出医护人员服务出发时间对访问计划执行效率影响的量化方法，并引入构建的出发时间依赖的集划分调度模型，设计增强策略改进了精确型算法调节优化人员服务外出时间和访问路线，为其出访服务过程的精细实施和弹性管理提供科学支持。

针对不同技能属性的医护人员出发时间变化对其服务实践效率的复杂依赖关系，在传统仅面向路线访问顺序的决策优化基础上，增加对人员行动实施的时间依赖性分析，提出了评判出发时间的调整对全局调度效果影响的定量分析理论，形成了基于分工任务属性情况灵活调节各人员出访实践的创新行动策略，提升了传统的同时外出开始工作的调度效果。求解时通过对问题模型进行结构性分解和复杂度代价权衡，设计改进列生成过程和加速寻优策略的精确型分支定价切割算法增强算法性能，为解决居家医疗人员服务出访时长和运作成本优化难题提供了新依据。本研究丰富拓展了同时精确优化居家医疗服务人员的出发时间及其访问计划的理论成果与边界，并为服务实践过程的弹性工作建议提供了新的定量决策依据，进一步优化提升了医疗服务资源的使用效率。

1.4 本书章节安排

签约式社区家庭医疗服务作为我国推进健康中国战略的重要举措，在实践过程中显示出优势，但也面临着许多复杂问题场景。其中，科学高效地规划社区居家医疗服务人员合理配置和上门访问调度方案，在提高居民满意度的同时控制运作成本，需要针对问题特性充分融合相关不同学科和领域的决策知识，形成综合决策优化方案。本书的研究内容以系统工程理论思想为指导，对签约式社区居家医疗服务人员配置与调度优化方法展开研究，具体内容安排如下。

第 1 章绪论：阐述本书研究问题背景及意义，对签约式社区居家医疗服务相关核心概念进行详述解析，介绍关键研究问题和创新要点，对全书研究思路进行整体规划设计。

第 2 章国内外研究现状：对签约式居家医疗服务研究现状及医护人员的能力配置和服务调度问题的研究现况进行文献综述。

第 3 章签约式社区居家医疗服务运作决策系统分析：首先基于应用场景实际抽象描述和分析签约式家庭医护人员配置与上门服务调度过程，随后构造问题决策优化研究框架，并明确核心问题研究难点和应对思路，为下文具体求解关键问题奠定基础。

第 4 章基于签约服务包的社区居家医疗多周期人员配置优化：考虑到为

居民实现长期连续稳定的健康管理是签约式社区居家医疗服务的宗旨，因而首先针对居家医疗人员的服务能力多周期优化配置问题建立混合整数规划决策模型。建模时需要在确保大众服务包基础项目服务质量的同时，还需灵活安排人员处理个性服务包复杂需求，从而实现对居民长期居家医疗服务签约需求供应的连续稳定性，综合提升签约式居民健康管理的满意度，并有效地控制运作成本。根据对模型复杂性和结构特点的分析，设计基于大规模邻域搜索策略的启发式优化算法进行算例问题的高效求解，并通过对比分析实验为不同情形下的人员配置提供灵活有效的策略建议。

第 5 章同步服务需求下签约式社区居家医疗多人员协同调度优化：由于签约式社区居家医疗护理实施阶段除了普通的一对一上门服务模式以外，还经常面临相当一部分如失能等服务对象和一些较为复杂的居家护理任务的情况，必须由一名以上的人员搭配协作完成，因而本章针对包含同步服务需求的居家医疗人员上门服务调度优化问题，建立数学模型规划各人员路线并在必要时灵活会合协作执行同步护理任务。随后根据对问题初始模型结构的分析提出转化的集划分模型降低复杂性，并设计改进了一种分支定价切割算法来解决该问题，利用数值实验证明所提算法可以有效且快速地求解优化目标，并通过灵敏度分析进一步给出相应的管理启示。

第 6 章出发时间依赖的签约式社区居家医疗人员服务调度优化：针对居家医疗上门服务调度实践环节的人员具体行动计划，对于每日不同的任务构成情况，考虑灵活确定不同人员出发时刻对调度实施效率的影响构建混合整数规划模型，并且在城市交通系统的复杂情形下通过优化出发时间也将对访问路线效率和运营成本的优化具有重要作用。随后，根据模型特点设计人员出发时间计算方法，改进精确型优化算法并引入启发式策略进一步提升算法效率，并通过敏感性分析实验进一步确定不同管理粒度偏好的运作策略，为签约式社区居家医疗服务的弹性管理提供智能细致的理论与技术支持。

第 7 章结论与展望：对全书的研究工作做出总结，并展望下一步的研究发展方向。

2

国内外研究现状

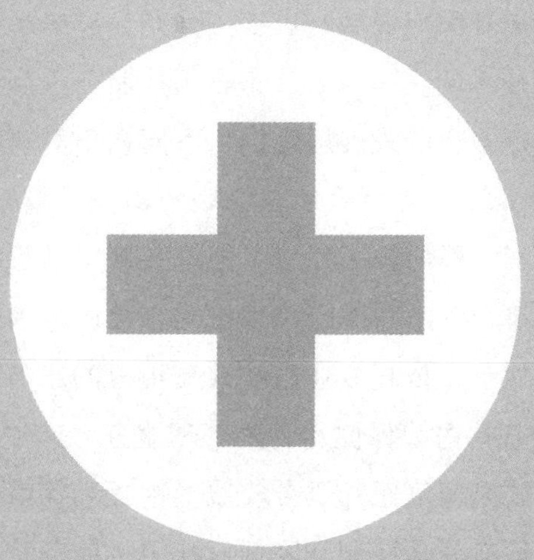

签约式社区居家医疗服务作为一种新型的移动式家庭医疗模式，能够有效地帮助解决人口老龄化和慢性病多元化进程加快、医疗资源稀缺以及供需不平衡等困境。针对其重要人力资源的服务运作管理是复杂的系统决策问题，呈现出明显的多领域多学科交叉特点，需要综合运用相关研究成果进行分析决策。围绕该决策过程涉及的相关研究问题，本节首先结合家庭医疗签约服务模式特点，对其运作过程资源调度的重要问题进行层次性梳理，为本书研究主题分析思路的合理性提供支持；其次通过明确居家医疗服务人员的性质特点及服务过程约束，详细针对人员的能力配置和服务调度优化问题分别展开综述讨论，并进一步总结分析问题求解过程的主要建模和优化算法。由此扩展丰富本书研究内涵，体现本书研究主题的合理性与必要性。

2.1 家庭医疗签约服务研究现状

人口老龄化和慢性病增多是全球医疗系统共同面临的困境，医疗供需不平衡的矛盾日益显著，家庭医疗服务这种移动式医疗在推动医疗资源下沉、降低医疗资源挤兑、提升医疗资源利用率方面凸显越来越大的发展潜力。随着网络和通信等现代技术的飞速发展，家庭医疗服务内涵不断丰富，一些学者结合国内外家庭医疗服务的发展历程，从不同视角对家庭医疗服务形式进行了总结梳理。

签约服务模式是当前国内外医疗卫生系统在基层推行医疗服务时所普遍运用的管理形式，由符合资质的医疗卫生机构在社区范围内与居民签订双向自愿的医疗卫生服务协议，依托专业医护人员组成的服务团队，为居民提供常见病、多发病等的基本医疗保健和健康管理服务。这种主动、持续、相对稳定的责任制管理方式是家庭医疗服务实践的前提和保障，它在充分整合医疗资源的同时，还能够有效地控制和降低医疗卫生服务费用，帮助提高整体国民健康素质。国内外实践经验已证明这是一种经济适宜的医疗卫生健康管理模式。

随着社会经济的快速发展和居民生活水平的不断提高，居民对于家庭医疗保健需求和支出稳步增长，家庭医疗签约服务系统的压力也随之上升，签约机构管理者面临着如何高效充分利用有限的资源来提供高质量家庭医疗签约服务的重要挑战。家庭医疗签约服务模式的有效推行需要依托科学的管理和运作方法，其中涉及多种管理职能及其关于服务运作系统的设计、计划、组织和控制方面的决定。家庭医疗签约服务能力调配所运用的关键资源主要包括设备、药品和人员三类，需要通过科学高效地利用人力和物力资源有效缓解医疗资源短缺的问题，避免因资源配置不充分引起的低质量服务。国内外一些学者意识到资源规划在家庭医疗签约业务中的重要性，围绕这些家庭医疗签约服务关键资源的配置问题展开研究，如家庭医疗监测系统设计、家庭医疗服务移动资源技术开发、社区医疗签约机构选址、家庭医疗设备管理以及医护人员能力配置等。通过对家庭医疗签约服务资源的合理布局规划，来提高资源利用率，更加精准、充分地满足社区签约居民日常医疗需求。

通过梳理签约式家庭医疗服务运作过程逻辑，可以从其业务决策的不同阶段和层次上对相关研究进行归纳，包括战略规划（Strategic planning）、战术规划（Tactical planning）和运营规划（Operational planning）。

具体而言，战略规划着眼于从长期和整体上解决业务的结构性决策问题，包括家庭医疗签约服务资源分区规划、资源供应规划、需求安置规划等。例如 Carello 等提出在订立家庭医疗服务合约时需要同时从患者、服务机构管理者、医护人员三个利益相关方分别考虑服务质量、运作成本和工作条件的要求并使其达到平衡。Zhang 等考虑到家庭医疗签约服务在改善上游医院医疗系统压力方面发挥的作用，通过评估患者的当前治疗情况如何签订合约并分配到何种家庭医疗康复模式的问题，设计科学高效的方法作出决策。随着签约式家庭医疗服务项目的不断推行完善，各类资源需求复杂性也在增加，因而服务所需的医护能力、医疗设备及耗材等资源的总体储备也应计划得当，在 Regis-Hernández 等的研究中就针对这三种家庭医疗资源进行综合的优化配置，得到了当前业务环境下需要配备的医护人员和设备耗材物资规模。类似地，Nasir 等同时考虑了“互联网+”签约医疗服务平台支持下，线上远程医疗咨询和线下医疗服务的业务综合规划，为技能合适的医护人员和各类基础设施资源的数量规模作出协同优化布局。此外，家庭医疗机构的选址也是促进签约医疗服务可及性的重要环节，例如 Rodriguez-Verjan 等根据社区家庭医疗签约服务需求分布情况，制订了医疗机构选址规划模型并精确求解，为满足居民签约医疗需求提供充足的资源覆盖。随着创新型技术产业的发展，还有学者尝试探究共享经济在家庭医疗签约服务管理中的价值，例如 Lin 等指出家庭医疗签约服务共享平台面临的主要挑战是需求与供应的匹配，因而他们在研究中考虑了医疗服务平台、医护人员和客户三方的利益需求，相应制订不同的供需匹配策略并比较各自对服务运作性能指标的影响，帮助管理者根据偏好进行运营决策。

中期的战术规划涉及关于战略决策的实施计划，主要面向医护人员的配置，即制订人员工作排班计划使其能够充分满足各类家庭医疗服务需求。对此关于不同情景、不同约束条件下有很多重要的研究视角值得学界关注，决策的直接目标是在充分满足患者服务需求的前提下高效配置人员来控制优化成本。例如 Benzarti 等考虑到签约患者居住地点的不可分割性和紧凑性，提出将家庭医疗服务人员的配置规划构造成分区问题，求解结果平衡了医护人员工作量和医疗服务质量。Restrepo 等先决定对应于每个家庭医疗服务区域的人员配置和日程安排，以及根据需求现状进一步决定将医护人员优化调整到邻近区域服务。Wang 等考虑到家庭医疗签约服务需求不断增长与人力资源相对不足之间的矛盾，研究了资源共享模式下的家庭医护人员配置问题，对全职和兼职两类工作时间不同的医护人员的服务安排进行规划。Guericke 和 Suhl 在给医护人员制订的家庭护理服务排班计划中整合了劳动法中的保障条例，在有效创建合法的工作时间表的同时也确保了服务效率。同时，考虑到签约式家庭医疗服务需求的连续性，也有许多学者提出了关于多周期人员分配问题的解决方案。例如为了合理分配医护人员在整个服务约定期间的工作量，Lanzarone 和 Matta 研究了当前已经分配给人员的护理需求和待分配新需求的相关性，以尽量减少医护人员的超时工作为目标，来优化医护人员对居民的访问任务分配计划，达到其工作量的均衡。Liu 等针对家庭医疗服务人员每周调度计划的制订，考虑了患者服务需求的类型、服务频率、服务时长以及医护人员的类型、工作时长和过劳惩罚等特点，以最小化医疗机构的总运营成本和最大化病人的满意度为目标进行权衡决策。Cinar 等进一步详细研究了关于如何根据居家医疗患者最近接受过访问的时间和病情的严重程度等因素为其划定优先级，进而给医护人员提前安排好一段时期内的工作任务，为其指定每一天需要访问哪些病人及访问顺序。

运营规划则主要针对家庭医疗服务最终交付时的短期决策，例如安排访问路线时段、灵活调整处理特殊的服务场景要求等关于业务具体实施环节的优化。例如 Hiermann 等设计了一种签约式家庭医护人员服务运作优化的通用基础决策框架，所提出的决策方法具有很强的适应性和可扩展性。Liu 等考虑了含有医护人员午休情况的服务调度问题，在合理的计算时间范围内产生了优于商业求解器的高质量精确求解方案。进一步地，有些学者将研究分析视角扩展到多目标问题，例如 Braekers 等将医护人员上门服务的路线调度建模为一个双目标混合整数规划问题，模型中充分考虑了医护人员的技能资格和工作时长、居民服务需求的时间窗和人员偏好等条件。Decerle 等的研究针对医护人员访问调度过程的总工作时长、服务质量和人员工作量差异三个目标之间的关系进行权衡。还有部分学者结合医护人员上门服务所使用交通工具的特点，设计了合理高效的人员工作方案，例如 Quintanilla 等研究了同时允许乘坐出租车和步行方式外出执行居家医疗签约服务的情况下，以最小化出租车总行驶时间有关的运输成本为目标灵活优化医护人员的访问路线。Fathollahi-Fard 等从可持续发展方面进一步针对医护人员出行的运输成本和环境污染这两个矛盾目标进行权衡。除了针对以医护人员现场诊疗形式实施签约医疗服务的调度问题外，还有部分学者研究了关于医疗护理物资的配送调度问题，例如 Chaieb 和 Sassi 考虑了具有取送药品和生化检测样本需求的家庭医疗服务资源调度，建立包含行驶时间和距离最小化的双目标混合整数规划模型，并设计结合聚类和禁忌搜索的分层算法进行优化求解。类似地，Liu 等、Shi 等、Nasir 和 Kuo 也针对带时间窗和同时取送需求的家庭医疗签约服务调度问题进行了研究。

关于家庭医疗服务运作管理决策的更多研究视角可进一步参见相关综述文献如杜少甫等、Becker 等、Grieco 等。虽然对于签约式社区家庭医疗服务问题的研究正受到学者们的重视，但多数研究中仅将签约模式作为默认问题场景，而关于直接结合签约服务内涵及相应特性，如签约规定下诊疗护理业务内容和实施特点以及供需服务技能匹配性等的研究相对缺乏，相较于一般的资源分配运输问题更具复杂性。本书研究的签约式社区居家医疗服务运作优化问题，是在按照约定开展长期家庭医疗管理和应对具体居家医疗服务需求特性的条件下，基于序贯决策思想与优化方法，对充分满足居家签约护理需求的医疗服务人员配置方案及上门医疗服务实施计划的关键问题环节进行优化决策，因此后续小节对本书相关研究进展的综述将进一步围绕这些方面展开。

2.2 医护人员服务能力分层配置研究现状

医护人员作为家庭医疗业务实施的主体，是服务运营成本的重要组成部分，因而也成为相关文献重点关注的研究对象。在家庭医疗服务多样化需求不断涌现之下，有的工作无法仅靠单个人员的力量全部完成或效率低下；而若要求所有医护人员都具有完备的医疗服务水平，即任何人都可以独立完成每一项服务任务，实现起来难度较大且代价高昂。因而按照专业技能资格对医护人员能力进行细分和配置规划的思路得到了业界和学术界的广泛认同，其主要特点是定义医护人员各自具有不同专业技能类型和资格水平，可以对应执行类型一致和水平相配的居家医疗护理任务。这类问题里的服务运作主体具有异质性，医护人员服务技能的约束使得问题进一步复杂化，从而将工作分配给各专业技能资格的医护人员及其服务实施的计划，都会对业务运作的质量、效率、成本等客观价值产生不同的影响。

1. 医护人员服务技能划分及相关研究问题

目前文献里关于医护人员服务专业技能资格的设定主要从技能类型和技

能水平两方面探讨，前者用于刻画人员掌握的专业技能内容，后者则进一步体现人员关于工作效率和质量情况的差异。

（1）关于医护人员技能类型划分，但凡执行服务需要特定人员所具备的资格，都可以视作一种技能种类，只有掌握合适技能的人员才能完成。早期的研究大多考虑较为基础的问题场景，即每位服务人员掌握一种或多种技能，不考虑技能水平的高低，针对该类服务运作问题的建模求解较为简单，只需在任务分配时注意将客户需求类型与人员技能精确对应，例如 Cappanera 等在研究中建立了该服务模式的基本模型，假设每个客户需要相应类型的人员提供某项技能的服务，目标是优化总成本得到符合要求的人员访问路线集合。因而在具体医疗业务实际中对医护人员技能进行如此抽象设置，方便协助表达问题建模和算法设计等方面的复杂特性，如 Lanzarone 等在为各类居家医疗服务需求分配医护人员时，考虑人员的专业技能、所属地理区域以及护理连续性等问题特性约束，建立模型来确保完成服务要求的同时平衡人员工作量；Eveborn 等开发了决策支持系统为瑞典当地某个家庭医疗机构的不同技能人员优化制订每日工作任务和外出服务序列，在保证服务质量的基础上尽可能节省访问路线的时间花费，并基于实例数据评价求解方案，结果表明其在服务质量和成本控制上有了较为明显的提高。

（2）进一步刻画同种技能下不同医护人员关于工作效率质量情况的差异，区分同种技能类型下人员技能水平级别高低的研究也越来越多。Liu 等研究了居家医疗服务任务中技能掌握水平不一的多种医护人员的配置问题，提出了相应的混合整数规划模型来构建考虑多个决策目标的最佳稳定人员分配方案；Rest 和 Hirsch 在为不同资格类型和等级的医护人员制订上门访问计划时，允许较高等级水平的人员为较低等级的需求服务以灵活安排访问时间表，从而提升护理的及时性和客户满意度。还有学者在研究中进一步提出了科学衡量并划分人员技能水平的依据，例如 Chen 等在研究中指出护工的工作效率与其业务技能的熟练程度有关，从而建立了基于人员经验的技能水平学习模型，结果表明通过区分和合理安排人员技能水平来建立服务调度模型会得到更好的解决方案。国内一些学者也结合我国企业运营实践对此问题开展了一些研究，例如陶杨懿等针对家庭医疗上门服务问题，考虑了医护人员技能类型和等级水平约束，建立以最小化总运营成本为目标的模型并设计自适应性大规模邻域搜索算法优化求解，并与商业求解器的结果对比验证了所提算法计算结果稳定且精度高；丁峰等研究针对社区居家养老服务环节中多个医疗中心各有的不同医疗资格类型和等级水平的护士路线调度问题，设计基于蒙特卡洛仿真的混合启发式算法优化求解，并利用生成测试数据验证算法结果的优越性，为家庭医疗机构运作管理实际提供科学有效的决策参考。

除此之外，为了进一步有效地提升技能服务效率，在学术研究和运营实践中也逐渐产生技能替代策略的尝试。主要包括两类情形：一是对人员掌握的技能类型进行交叉培训，使技能既定的人员能够执行其他技能类型的任务；二是允许技能等级的替代，即技能水平较高的人员可以执行通常分配给同类水平较低人员的任务。这种提高技能人员服务灵活性的简单方法，使服务管理方可以在不需要额外雇用昂贵技能员工的情况下也能从容应对需求高峰。相关学术成果例如 Smet 等在研究护士排班问题时根据其专业职级高低制订了替代策略来优化任务处置效率；Dahmen 等的研究中允许多类技能人员在符合能力条件下可以在不同部门之间借调转移，以提升服务覆盖率。不过相应地，这种人员管理策略也在一定程度上存在一些缺陷，正如 Marentette 等所指出的，技能类型替代可能导致人员工作效率因偏离其核心任务而降低；Bard 和 Wan 也提醒技能降级替代意味着人员技术水平发挥不充分，从而在整体运作层面不一定更具成本效益。因而在实际决策中也需要结合具体业务需求状况和价值取向决定是否有必要实施技能替代。

2. 医护人员服务能力配置问题

医护人员的服务能力优化配置问题的主要决策内容是在满足服务需求的前提下，于规定的决策期内制订包括人员数量和类型的排班计划，同时考虑业务实际中人员工作强度等相关约束，以实现人员配置成本和服务满意度等目标的优化。一方面，此问题在实际生产生活实践中产生，且具有越来越多的变体；另一方面，即便是单一同质型技能人员服务配置已是 NP 完全问题，而对异质型技能人员进行综合调度无疑进一步增强了问题求解的复杂性。因此，按照技能的不同对居家医疗人员服务能力进行优化配置的研究不仅具有较高的理论价值，更具有直接的现实意义，成为热点研究课题。

针对单日的任务排班，一些研究针对服务需求特点对医护人员的分配方案进行了基础性的详细规划，例如 Krishnamoorthy 等的研究中需要将带有时间窗和特定技能需求的服务任务分配给若干服务人员，以最小化人员配置数量即班次总数为目标，设计了启发式算法高效优化求解。还有些研究结合业务实际引入相关影响因素来进一步构造更加实用的配置方案，例如 Akbari 等提出人员疲劳是影响服务人员排班工作效果的重要影响因素，因此作者试图在建模时以最大限度地增加人员工作满意度为目标，随后设计变邻域搜索算法改进模型优化求解效率，最终实验表明算法能够找到全局近似最优解；Fırat 等研究了人员服务技能分层分配的问题，并在其中考虑员工对于服务工作的偏好从而构建稳定的服务团队。还有一些研究考虑了人员分配过程中的不确定影响因素从而进一步提升了决策方案质量，例如马跃如等将护理员上门执行每项服务的时长设定为正态分布，并结合服务时间窗构建反映老年人心理特征的服务满意度函数，建立优化成本和满意度的多目标护理员调度模型优化求解；Clapper 等研究了不同技能水平的家庭医护人员上门服务任务分配情况，在考虑资格水平匹配性的同时，生成包含医护人员每日护理活动和基本轮班安排的路线，在出行时间、服务准时性和轮班超时方面进行了服务运作性能优化。

除了较为基础的人员单日排班外，后续更多研究也发现了把决策时间范围扩展到更加复杂的多周期情形的实践价值，例如 Nuraiman 和 Ozlen 为一个由异质护理人员组成的团队综合安排多期服务计划，通过充分利用人员服务能力，以最大化医疗团队在规划期内服务患者获得的总收益；Dahmen 等研究了允许多类技能人员在有限条件下可以在部门之间借调转移的多周期轮班调度问题，以优化人员服务覆盖程度和调动成本为目标，并提出了在数据聚合快速得到人员可行转移方案基础上进一步优化排班时间表的两阶段方法，实验结果证明了所提方法在求解方案质量和计算时间方面的优势。然而，由于技能人员能力配置方案的质量与其后续外出实施服务任务的效果密切相关，因而更多研究从整体业务方面对这两个决策过程进行联合优化，相关研究成果在下一节介绍。

2.3 医护人员上门服务调度研究现状

按照医护人员的专业资格层次对其服务过程进行调度同样也是典型的组合优化问题，主要决策内容是指挥若干技能员工前往一系列分布在不同地理位置上的需求点执行合适的服务活动，在满足客户需求的前提下充分考虑运作成本等。每个工作日不同医护人员从服务机构出发前往居民家中上门进行指定的服务，其间需要遵循居民接待时间窗以及其他可能的访问偏好，并且有时也需要考虑人员工作限额相关的一些条规约束，主要如图 2-1 中总结所示，该过程中存在着众多的人员调度管理问题亟待研究。

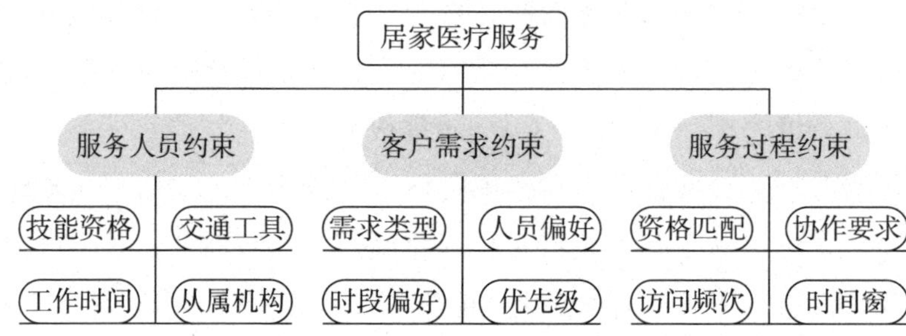

图 2-1 居家医疗人员服务调度问题主要约束

1. 医护人员上门服务过程调度优化

关于技能型医护人员的优化调度问题，主要决策内容是生成人员的出访服务路线方案，许多学者也结合业务实践从各种问题研究视角展开分析并获得了丰富成果。例如 Cappanera 等为精确求解护理人员服务路径规划问题，提出基于整数线性规划的交通流模型并设计层次结构，防止子路径流变量的分解程度增加，求解时进一步添加有效不等式优化下界，增强算法求解效率和质量；Chen 等引入学习效应的影响，考虑到工作时间的增加也会促使人员技术经验的增长从而提高工作效率，进而将该问题建模为马尔科夫决策过程并估计服务时长的变化，引入基于动态规划的近似求解算法实现高效配置技术人员以及人事组织架构的优化。除了考虑客户需求的技能类型和水平特征之外，Redjem 和 Marcon 还讨论了带有客户优先级约束的护理人员访问路径调度，目标是在满足所有患者技能需求且不违反时间窗的情况下，开发启发式算法尽量减少车辆派出的回合数。在考虑员工技能属性的同时，有学者也发现人员对客户需求点位置的熟悉程度也将进一步影响长期服务路线规划的实施效果，如 Ulmer 等在研究中针对这一分析视角提出了马尔科夫决策过程模型，并设计启发式方法进行高效求解。除此之外，有研究也综合一些硬件技术手段对技能人员的外出计划进行调控，Lind 等利用地理信息系统（GIS）技术制作慢性病老年人居家医疗访问的路线图，以帮助支持和优化医疗机构的服务运营管理效果，提高医护人员利用率和出行效率。

在具体的服务过程中，除了考虑医护人员服务技能资格匹配这一基本前提条件外，在实际运作时还会遇到一些其他服务需求或相关规定需要尽量满足，从而提升决策方案质量。首先，在研究中考虑服务时间窗是十分普遍的，因为需要确保客户在指定时段出现以保证上门服务能够顺利进行，例如杨欣潼等根据居家老人医疗服务的预约时间相应设置了需求点硬时间窗，为符合条件的护工规划路径使其在规定时段及时前去服务；Cortés 等为需要维修的设备设置了接受服务的软时间窗，维修人员到达时间和服务路线规划可以更加灵活，但相应地在目标函数中设置惩罚项以尽量减少偏离时间窗的不准时情况对服务满意度造成的负面影响。进一步地，由于技能性服务项目的复杂性，有些客户点的服务需要被访问多次才能完成，因而涉及服务同步性、先后次序等其他时间依赖因素也会影响服务协作效果，例如居家护理服务时要将行动不便患者从床上移动到轮椅上，需要多名护工前来共同完成服务；护士上门采血在送餐人员到达之前进行以确保样本采集质量。另外，对于医护人员偏好和客户优先级等主观个性化要求也会对客户的服务满意度造成影响，例如 Braekers 等在居家医疗服务时考虑了患者对护理人员的偏好，并划分为首选、中等偏好、无偏好三个层次来对出访服务进行建模，并为不同偏好层次的人员服务计划施加不同的成本权重，以尽量优化提升患者服务满意度；Rasmussen 等针对具有不同优先级的家庭医疗服务对象，为护理人员调度问题建立了集划分模型，开发了分支定价算法并创造性地引入聚簇访问策略进一步提升算法优化效果。除此之外，为了充分解决工作日内任务量繁重和额外增加任务的情况，一些研究中也相应考虑了允许技能人员服务过程中外包任务或加班的问题情形，并通过人员服务计划的高效调度尽量控制这些情况的产生从而降低服务运作成本，例如 Shao 等在研究制订康复治疗师的访问服务计划时，为了完成所有治疗任务有时需要适当进行加班，通过对相关运作成本目标的优化来尽可能提升服务效率；Fathollahi-Fard 等考虑到由于居家医疗服务人员资格和工作限额的约束而无法完成给定任务的情况下服务需求外包的可能性，设计提出了一种双层规划模型来优化外包服务的选择成本和总体服务完成效率；Schwarze 等从考虑技能服务工作负载均衡的视角上对调度方案进行优化，将同类服务资源和服务需求更加高效地整合，从根源处避免了由于任务分配不均导致的服务运作压力，在提升人员工作效率和积极性方面发挥正向促进作用。

2. 医护人员能力配置和上门服务过程调度联合优化

由于医护人员配置和服务过程调度这两项决策内容无论在业务实践中还是抽象理论分析时都展现出较强的关联性和相互作用，因而学术界关于这类问题的分析决策更多的是从整体业务过程出发探究。例如 Restrepo 等针对居家医疗人员的配置和调度设计了两阶段决策方法，第一阶段初步规划服务区域内各类人员的配备和调度方案；第二阶段的决策与临时重新分配护理人员到邻近地区有关，联系护理人员在休息日工作，并允许对需求的不足和过度覆盖，随后作者在实例中测试了所提出的模型，评估使用不同决策对成本、护理人员的使用和服务水平的影响；Cappanera 和 Scutellà 的研究中通过提出两种平衡函数进而引入模式的概念来联合解决人员分配和路径决策，每个模式都对应着技能访问的可行时间表，设计的方法能够有效应对家庭医护人员调度背景下的问题需求，并讨论了如何实现模型的扩展以应对其他情况。此外，还有学者探究利用组队方式配置人员并进行协作服务情况下对运作效率的影响，例如 Polnik 等研究将精通不同类型居家医疗服务人员灵活组建双人团队来规划访问路线，为使运营成本最小化提出了一个约束规划问题并采用三阶段启发式算法来解决，同时利用真实业务数据来评估求解方案的性能；类似地，Kovacs 等分别比较研究了是否以组建团队的形式配置技术人员，并且在当前方案无法完成所有任务时允许外包，提出了自适应大规模领域搜索算法进行实例验证，在较短的计算时间内皆可获得高质量的解决方案。

另外，也有学者考虑到居家医疗服务的长期性特点而扩展决策期限，在多周期问题背景下设计了智能高效的服务运作方法。例如 Triki 等研究了一个基础的多周期家庭医护人员上门服务问题，目标是在给定的时间范围内制订医护人员对病人的长期访问计划，同时优化每个服务时段内行走的路线，作者将此问题刻画为一个两阶段的数学规划模型并提出了基于禁忌搜索的邻域搜索方法，针对实例分别计算周和日计划验证算法效果；Trautsamwieser 和 Hirsch 提出了居家医疗服务人员中期规划问题，目标是确定一周内分配给居家患者服务的护士工作时间表，其中必须满足不同患者的服务时间窗要求和护士的技能类型及其最大工作时长，同时尽量减少护士的总工作时间；Liu 等针对为居家医疗服务运送药品、设备和生化样本等材料物品的取送货服务人员的多周期规划问题，优化决策期内司机行驶的路径长度，以实现驾驶员之间的工作量平衡；而在 Gomes 和 Ramos 的研究中考虑到长规划期内居家患者的变动，在为新患者计划需求服务的同时，分别在其对既有患者访问干扰和医护人员访问出行时间之间达成折中，并权衡不同服务团队工作量的平衡性。

除了上述针对确定环境下的人员配置调度优化的相关问题研究，在业务实践中对于不确定因素影响下的决策方案制订也存在问题，根据主体类型可以分为服务需求不确定和服务过程不确定。Cappanera 等针对家庭医疗服务中患者需求取消或新增的不确定性，研究对护理人员分配和路径调度联合优化方案的决策方法，提出了基于鲁棒分解的方法确保服务计划的平稳推进。相应地，对于服务实施过程，Binart 等首先在人员服务规划阶段构造人员服务路线方案，随后在执行阶段考虑了路程行驶时间和服务时间的随机性，采取动态规划算法对规划路线进行及时调整，以充分满足客户需求特征，访问更多客户并优化总工作时长；Chen 等在研究中将问题建模为马尔科夫决策过程并引入基于动态规划的近似求解算法，同时能够有效地综合应对任务分配调度过程中潜在的需求新增和服务人员流失情况。

2.4 医护人员服务运作问题求解算法研究现状

关于上述不同场景特征的医疗人员服务运作问题，已有文献成果在合理建立各种形式的模型表示基础上，设计提出了多种方法进行优化求解。

1. 从模型建立的角度

数学模型作为定量化描述和分析这类组合优化问题的有效手段，相关文献将医护人员服务运作抽象为有工作能力限制的人员访问任务分配和路线计划问题。整数规划模型和混合整数规划模型是这类问题常用的建模表示方法，不仅可以简明扼要地刻画问题场景和约束，并且通过灵活调节模型变量和约束条件的定义设置即可代表新的问题特性，具有较强的可扩展性。例如 Azaieza 和 Sharif 针对护理人员的工作排班计划问题，建立了以人员每天三个班次的分配决策为 0—1 变量的整数规划模型；Bahadori-Chinibelagh 等针对多服务中心的居家医疗服务人员分配和访问决策问题，构建了关于各中心服务人员的选择和任务分配、访问线路顺序和上门服务时间的混合整数规划模型；Braekers 等不仅考虑到护理人员方面的配置调度决策，同时也设置了客户关于来访时间按时程度和服务人员分配偏好的决策变量，从而建立了双目标混合整数规划模型来更好地平衡服务方案的价值取向。

对于医护人员上门服务这种灵活的工作环境，对其服务任务分配计划和出访行动的决策安排展现出较强的关联性和相互作用，因而许多研究通过建立集成模型对业务环节进行系统性的决策优化，进一步可以划分出以下两类典型的建模思路。

（1）基于网络流的建模表示方法。通过定义节点及其连边的弧变量来形象刻画人员在服务网络中各个需求的分配和位置之间的移动过程。例如 Carello 等定义 0—1 变量来刻画居家医疗服务人员和客户需求的对应关系，制订人员服务中长期分配计划；向婷和李妍峰将居家医疗人员的服务路线定义在一个由医疗机构和患者位置点构成的连通图上，以患者需求类型和时间窗、人员工作技能和时长限制等条件为约束，定义人员所分配任务位置点和访问先后关系的0—1变量，以及访问各点时间的连续变量，从而构建混合整数规划模型优化服务网络流的运作总成本。类似的还有 Bard 等，Duque 等，Redjem 和 Marcon 等研究利用这种建模方式从不同视角详细刻画居家医疗服务人员的访问任务安排和执行顺序。

（2）基于集划分理论的建模方法。以完整的人员服务调度计划为变量，将其他约束条件隐含地定义于客观存在的所有可行计划的集合中，极大地简化了模型复杂性，降低了模型难度，从而促进算法设计和问题求解。例如 Liu 等定义了问题所有可行路线的集合，并按照每位居家医疗服务人员的服务路线划分成子集合，设置0—1变量代表对应的可行路线是否构成最优解，并且将总成本目标值和相关约束条件用这类变量表示，相应地构造出集划分模型供解析求解；类似的成果还有 Trautsamwieser 和 Hirsch 等，Rasmussen 等，以及 Manerba 和 Mansini 等研究。基于问题结构特点选择建立合适形式的数学模型，可以为求解算法设计提供更有针对性的探索方向。

2. 从求解算法的角度

关于医护人员服务配置调度问题的研究方法经过学界的数年努力也取得了很大的技术进步。在问题抽象模型建立基础上，考虑到医护人员运作问题的 NP-hard 性质，优化时需要庞大的算力支撑，因而多数研究设计运用智能（元）启发式算法和近似优化的方式，包括进化算法、群智能算法、局部搜索算法以及改进设计一些混合式算法等，在可控范围内高效求解问题得到满意解。代表性成果例如 Liu 等利用遗传算法和禁忌搜索改进策略，对家庭医疗机构工作人员上门为患者运送和回收药品设备以及采集生化样本的访问过程进行优化调度；Akjiratikarl 等提出采取粒子群优化算法优化居家医疗服务医护人员的日程安排计划，并按照需求点优先级制订了人员的访问路线；Decerle 等采取蚁群算法和文化基因算法混合的方式为居家医疗护理人员制订工作量均衡的工作排班出行计划。这类方法从问题的实际特点出发，巧妙构造解的表示结构和算法寻优策略，尤其可为大规模调度问题的快速优化提供满意解方案；但相应地，这类近似优化算法得到的解的质量也难以保证，具有一定的随机性。对于求解算法的设计需要基于对问题性质和决策优化目标等情况的综合评估，本书研究中考虑到医护人员服务能力配置阶段决策属于较为全局的资源布局规划问题，所得方案需有一定的可调节灵活度，而邻域搜索算法不仅计算性能优秀，并且对问题结构特性适应性强，与其他算法嵌合改进的扩展性好，适合于优化本书研究的复杂多周期医护人员服务配置问题。相关文献也借助邻域搜索原理从不同视角对这类问题开展研究并取得良好效果，例如 Liu 等提出了结合不同邻域搜索方案的禁忌搜索方法，以最小化所有路线的成本为目标求解优化每个病人的就诊天数和每天的车辆路线；Frifita 等提出了通用型的变邻域搜索算法优化医护人员的配置计划和访问执行顺序。

近年来，还有一些学者运用 Benders 分解、列生成、分支定界、分支定价切割等精确型算法及策略求解医护人员运作相关问题，它们对问题模型的结构依赖性比较强，经过精密有效的推导运算，一般可以针对较小规模问题求解得到精准可靠的决策优化结果。代表性成果例如 Heching 等改进 Benders 分解算法精确优化某家庭临终关怀机构的出访服务计划；Riazi 等利用列生成算法机制为居家医疗服务人员分配任务并生成服务路径；Trautsamwieser 和 Hirsch 采取分支定价切割算法来解决家庭医疗机构护士对居家与患者的详细访问计划。本书在研究解决医护人员的服务路线规划问题时，尽管诸如前述启发式方法能够得到可行的近似调度计划，但通过设计精确算法即使可以实现很小的解质量改进，也可在长期业务实施过程中累积节约大量成本，因此探索精确高效的求解算法对居家医疗人员服务调度的精细化管理具有实际价值，相关研究也针对其中的难点展开探讨，例如袁彪等将多类型家庭医护人员调度的原问题分解成一个集划分主问题和有关最短路的定价子问题，并设计分支定价算法进行有效精确求解，并比较了单一类型和多类型人员在服务成本上的差异，体现了使用多类型人员的优势；Zaerpour 等设计了集成分支定界和列生成的分支定价算法过程来精确安排医护人员的按约分配服务方案。此外，还有部分研究运用鲁棒优化、随机规划以及模拟仿真等算法技术应对一些实际居家医疗运营场景约束限制。

2.5 国内外相关研究小结

通过以上对国内外研究成果的梳理和分析，不难发现当前学界围绕着家庭医疗服务、居家医疗服务资源配置和服务过程调度等领域开展了众多丰富的前沿性研究工作，同时在相关主题的技能型人员配置调度研究中也取得了诸多有价值的理论，这些优秀成果为本书研究工作的进行提供了充分的依据，奠定了坚实的理论方法基础，但同时也存在着一些不足有待进一步完善。

（1）签约式居家医疗服务运作决策问题域的相关研究方面。相较于传统医院治疗服务以及其他行业服务模式来说，签约式居家医疗服务具有自身的特色和难点，存在很多实际约束限制，对其管理造成困难。并且，签约式社区家庭医疗业务是结合我国国情而推出实施的，而当前国内的相关研究大多侧重于对该模式的定性分析，而针对家庭医疗服务资源的定量管理研究相对较少。尽管我国的家庭医疗服务具有很好的应用和发展前景，但仍缺乏智能化的管理优化方法促使医护人员服务运作更加科学高效。因此，有必要充分研究签约式社区居家医疗服务运作网络结构的特点，探索设计适合的运作决策体系以应对复杂多样的居家医疗需求和服务环境。

（2）签约式社区居家医疗人员服务能力配置优化的相关研究方面。目前关于医护人员及相关技术人员研究范畴的文献成果，主要集中在对人员根据技能资格匹配、工作时长限制以及客户需求时间窗约束等较为单一场景下进行单日排班计划制订，缺乏针对签约式社区居家医疗服务特点，能使人员综合应对长期大众基础服务与短期个性化服务签约项目需求联合的多周期排班方案研究，即不仅分配人员按照基础合约内容定期定额完成大众基础签约项目，还需要在针对个性化服务申请及时决策医护人员的短期排班方案。因此，本书的签约式社区居家医疗人员服务能力配置是同时考虑大众与个性签约服务包需求的综合决策问题，既要保证合约基础服务履行的长期稳定性，又要保证人员工作能力调整分配满足个性化需求的短期动态性。

（3）签约式社区居家医疗人员上门服务过程调度优化的相关研究方面。国内外对于医护人员及相关的技能型人员调度的研究经历了从较为基础的人员路线规划扩展到问题场景约束的不断复杂化，但是大多数问题中客户的服务技能需求较为单一，考虑更加深入结合业务特点融入同步服务需求场景将给问题带来更大的难度；并且人员实施任务时往往设置在统一时间开始，忽略了按照当日工作负荷灵活安排起始时间减少期间不必要的空闲等待。因此本书需要探究如何结合人员具体配置布局和分工情况，在寻求提升服务效率并优化服务总成本的调度方案的同时，准确优化提出关于出访时间的弹性工作建议，高效完成社区签约居民的居家医疗服务，避免医疗卫生资源的浪费闲置。

（4）关于居家医疗人员上门服务配置与调度问题建模和求解方法方面。作为典型的组合优化问题，居家医疗人员配置调度涉及的问题复杂度较大，针对不同调度环节的不同特征可以分别相应建立适合类型的模型进行描述解析。由于本书在研究签约模式下居家医疗人员服务运作决策时，存在着各类居家医疗服务包项目特点、若干服务需求和医护人员专业资格及其供需匹配关系等多主体、多属性和多关系特征，很难直接用已有的人员服务调度网络流模型进行建模表示，需要结合这些新特征进一步开发符合问题特点的合适模型和求解方法。此外，考虑到当前我国社区家庭医疗基层实践中，由于居家医疗人员数量较有限，居家医疗服务供应量相对较少，工作调度安排较为松散，有用精确方法提升服务效率的可行性；并且比起效果较为随机的启发式算法而言，采用精确算法即便确保了百分之一的运算结果提升也会给实际服务运作带来显著的成本效益优化。目前已有研究多关注启发式或精确型单一方法论的运用，但对于如何将精确型算法结合智能算法策略来综合发挥算法优势的拓展研究较少。因而有必要在现有研究基础上充分挖掘问题性质进行系统性深入分析，从多方利益目标角度综合权衡，运用智能高效的分析手段和求解方法完善相关问题研究视角和方法论。

3

签约式社区居家医疗服务运作决策系统分析

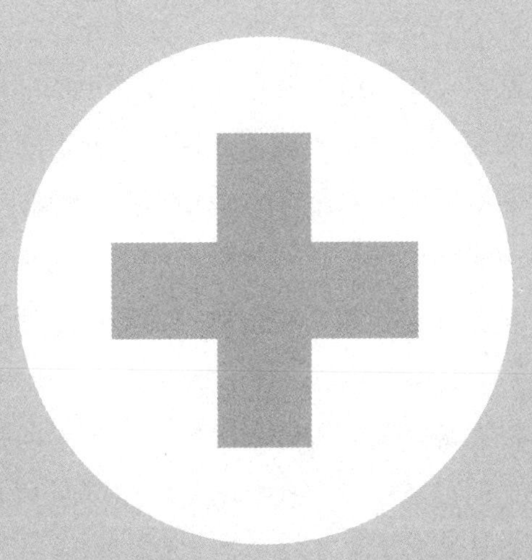

本章针对签约模式下社区居家医疗人员上门服务这一包含多种关联影响因素的复杂决策系统，首先对签约模式下社区居家医疗服务业务相关核心概念进行解析。其次，梳理居家医疗人员上门服务履约过程，依照业务逻辑明确人员配置与调度业务环节优化内容要求，并分析问题研究的关键影响要素。最后，进一步解构复杂问题环节，将该问题分解为关于“安排哪些人员”与“如何实施服务”的密切关联又相对独立的决策优化问题，并详细设计分阶段递进建模优化的研究求解思路。在此基础上形成相关研究思路和框架。

3.1 签约式社区居家医疗人员服务运作过程分析

3.1.1 签约式社区居家医疗人员服务运作过程

在对前述成都市武侯区某示范性医疗机构的居家医疗服务调研基础上，可进一步抽象签约式社区居家医疗人员服务运作过程，既符合典型实际业务情况，又不失一般性，见图 3-1。将医疗机构调配各类具有专业资格能力的医护人员对分散在社区不同位置需进行居家医疗服务的签约居民的上门服务活动作为一个系统。其中，社区居民编号开头以字母 H 标记，医护人员编号开头以字母 S 标记，并通过图例的不同填充颜色区分不同的居家医疗服务类型，服务访问时段按照扇形区域的顺时针方向表示和识别。

居家医疗人员按照家庭医疗机构对社区居民的签约承诺内容，相应开展居家医疗上门服务，其服务运作是一个持续的多周期过程，对其精细高效的管理是确保居家医疗服务长期稳定的关键。该系统可以按照业务的运作逻辑，进一步划分为居家医疗人员多周期服务能力配置和单周期服务路径调度两个子系统，相应包括两个管理环节：①在决策期内制订医护人员多周期配置排班计划；②为每个工作日的人员安排具体的出访服务路线实施计划。

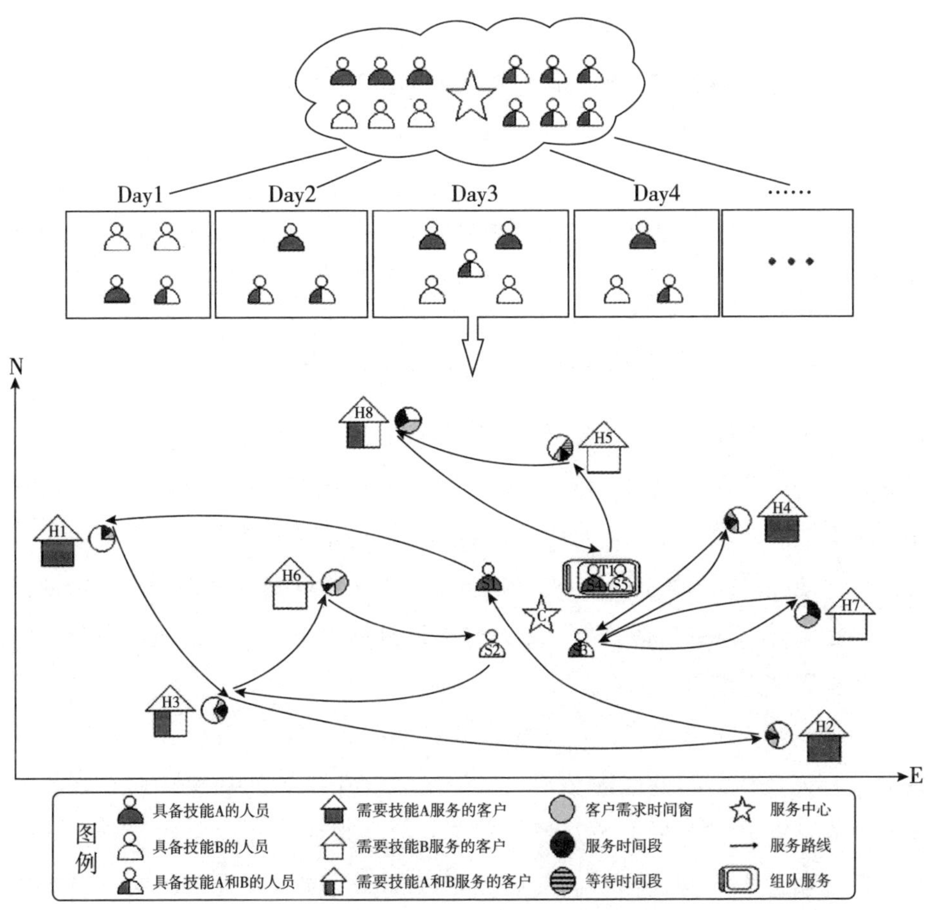

图 3-1　居家医疗人员服务运作过程示意

具体地，社区医疗机构配备了多种专业技术类型（以下简称为技能类型）和职业资格等级（以下简称为技能水平）的居家医疗服务医护人员，针对社区居民选择签订的服务包对应的各种居家服务需求类型及特点，在服务期内需要先整体为医护人员制订合适匹配的多周期排班计划，为实现长期高效稳定的居家医疗管理提供人员配备保障。随后落实到具体业务实践环节，在每个工作日，若干当值的医护人员从机构服务中心出发，采用便捷的交通方式前往一系列居住在各处的签约居民家中，管理者根据患者病情及个性化需求进行评估，为每个待访问居民安排相匹配的一位或若干人员前往服务，充分满足多种服务类型特点以及访问时间、人员指派偏好等要求。服务过程中针对其需要的居家医疗项目特点，灵活设计运用各种人员服务策略，提供满足居民医疗需求和访问偏好等条件的居家医疗服务，在工作结束后医护人员各自返回医疗服务机构。因而管理者需要在决策期内，根据居家医疗服务需求整体签约情况制订合适的医护人员总体排班计划，并优化实际上门服务过程的人员调度方案，从而高效完成对签约居民的居家医疗护理任务。

3.1.2 签约式社区居家医疗人员配置环节分析

社区家庭医疗服务机构按照与居民签订的各式医疗服务包合约内容进行居家医疗人员的任务分配安排，这是一个多周期规划过程，该阶段也是需首要决策的重点问题。在一定时段的计划期内，通常是一周、半个月或一个月等，全局地优化配置医护人员的专业能力资源，制订专业资格符合需求的医护人员在该时期内的整体排班计划，以确保具体每个工作日能按期充分实施满足各类居家护理服务需求。

在签约医疗服务模式下的居家医疗护理需求特点、医护人员的专业技能属性特征及其之间的匹配关系，对于居家医疗任务的分配计划有着关键影响。在技能匹配性规定的基础上，还需进一步探究如何发挥签约式社区居家医疗服务模式的内涵：在大众服务包项目实施时，为了确保签约居民关于这类基础居家医疗需求服务的长期稳定性，规划期内以适当的访问频率，尽量为其定期安排相同的医护人员进行上门服务；针对居家医疗个性服务包项目要求，灵活安排医护人员指派计划及时充分地进行响应。由此在整体上高效经济地实现关于大众化与个性化签约服务包联合需求的多周期人员综合配置方案。

综合前述分析，可以进一步归纳居家医疗服务人员关于这两类签约医疗服务包特点的对比分析情况见表 3-1。由于不同服务包业务特性影响以及各类医护人员专业资格情况等多种因素的复杂协同作用，在安排人员上门服务前需针对不同服务需求特点灵活制订人员分配计划，来确保后续访问服务过程的充分有效完成。

表 3-1 居家医疗大众与个性服务特点对比

服务特点	签约服务包类型	
	大众服务包	个性服务包
专业技能类型	按合约规定、单一	按需选择、多样
专业技能水平	基础级别	按需选择合适级别
上门服务频次	按合约规定、多次访问	单次预约访问
服务时间窗	接受分配	自主选择时段
人员访问一致性	尽量安排相同人员	按需安排

具体而言，一方面，大众服务包提供的居家医疗服务项目较为基础单一，类型相符的任意资格水平的医护人员都能胜任，并且为了提升家庭医疗服务可及性，通常设置了较低的签约收费，以促进基层健康服务的广泛覆盖。然而相应地，低收费也在一定程度上给机构运营带来了多方面压力：①医疗服务机构需要为签约居民多次安排医护人员上门服务，以在合约期内完成相应类型服务包所承诺的访问次数；②考虑到间隔时间太短的访问难以实现对居民健康长期有效的监测，因而机构还需要通过控制调节医护人员的访问频率来确保服务质量；③确保一定程度的护理连续性也十分重要，通过每次为居民尽量指定固定的医护人员，来增进双方了解并建立信任关系，进一步提升签约居民的长期健康管理效果。因而有关大众服务包居家医疗人员的配置决策要达到长期服务运营的降本增效，需要签约居民在合约期内尽量配合机构对于医护人员访问计划的整体协同安排。

另一方面，个性化居家医疗服务包项目作为大众基础服务的补充，申请者可以结合个人实际情况额外付费购买，随后选择具体服务类型和医护人员职级，以及按需预约访问日期和时段。医疗服务机构必须严格遵照需求内容，安排符合条件的医护人员及时上门服务，这样一种优先级较高的需求处置模式对应的服务费用也较高。由于该类服务包关于服务时间、人员等偏好需求的复杂特征，给人员的整体协调调度带来更大困难，因而成为本研究决策中需要考虑的重点和难点。需要指出的是，在实际中这种服务方式也并非随叫随到，因而本书设定预约的个性化需求在做出决策规划之前已经知道，它们将被灵活地分配给相应符合条件的当值医护人员进行服务。

3.1.3 签约式社区居家医疗人员上门服务环节分析

在医护人员上门实施居家医疗服务环节，通常是半天或一天等短期决策，在人员服务能力配置阶段确定的排班优化结果基础上，高效安排人员服务出访计划。基本研究范畴是根据每个工作日内待服务签约居民的居家医疗服务需求属性，结合其居住位置和时间窗偏好、所配置人员的专业资格性质和工作限额等约束条件，充分考虑服务过程的实际场景特点来决策医护人员的服务调度优化方案，从而对医护人员具体每日的外出服务访问过程进行灵活高效的协同调度，实现居家医疗服务质量的提升及运营成本的优化。

具体地，针对复杂的医护人员上门服务调度过程，可以进一步从图 3-1 服务运作过程展示中归纳出人员外出实施居家医疗服务的典型基础场景，如图 3-2。各类典型服务场景及其特点如下。

（1）单一类型需求服务。技能与需求相匹配的医护人员在指定时段内按时到达，开展相应的服务，如服务路线 S1-H1、H6-S2。

（2）多类型需求服务。某些医护人员具备多种技能，因而可以对应多种类型的居民需求进行服务，如服务路线 S3-H7-H4。

（3）早到等待。由于访问安排高效提前结束前序服务或交通顺畅等因素，可能导致提前到达后续的客户点，从而需要等待至约定时段内才能开展服务，如服务路线 T1-H5。

（4）服务迟到。由于访问安排不得当或者交通拥堵等突发扰动因素，可能导致进行后续的服务时发生迟到，如服务路线 H3-H6。

（5）组队服务。技能相同或不同的若干人员组建服务队伍，方便灵活完成多种居家服务需求，如不同技能人员 S4 与 S5 组队为 T1 可完成不同服务需求 H5、H8。

（6）同步服务。由于居民需要的某些复杂综合服务需要不止一种技能的医护人员共同完成，从而多个人员在规定时段内到达进行协作服务，结

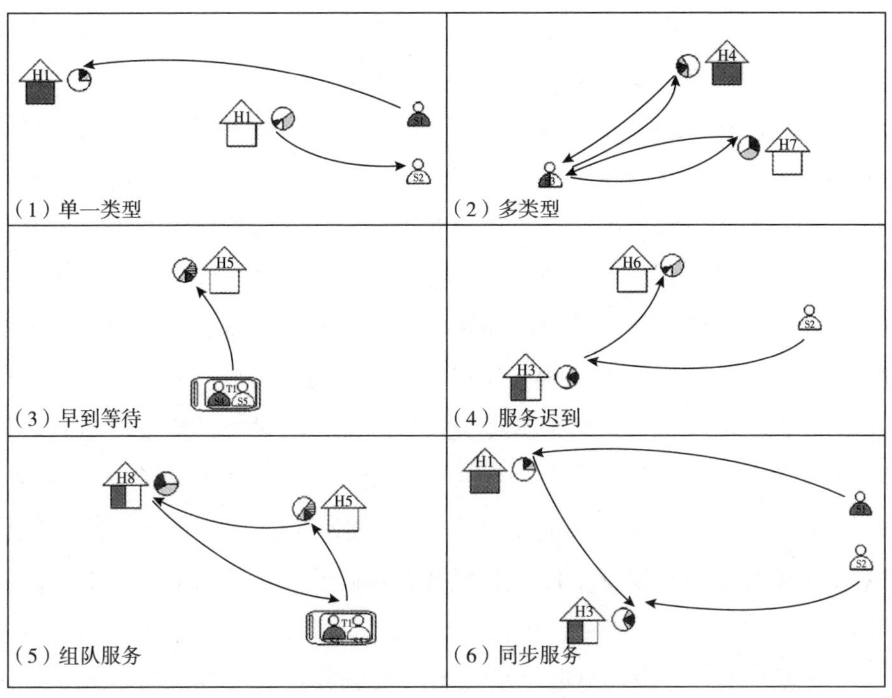

图 3-2 居家医疗人员服务调度基本场景

束后分别离开继续各自的工作任务，如 S1 与 S2 同时协作完成 H3 的需求。

此外，居家医疗人员服务调度过程可能还涉及一些其他决策影响因素，例如需求中关于同一技能类型人员的技能水平的具体偏好不同、不同技能级别的兼容情况、多周期下服务人员派遣一致性等，进一步表明了本研究问题的系统性和复杂性。

由上分析可知，关于上门服务调度的常规场景，如图 3-2 中场景（1）~（5）所示，大多限制在一对一单次访问即完成服务；但由于居家医疗服务对象及其需求的特殊性，存在一部分较为复杂的项目须由一名以上医护人员协作才能完成，称为同步服务，见图 3-2 中场景（6）所示，例如护士协助医生为瘫痪患者进行查体诊疗。相较于固定组队的访问形式，灵活派遣不同服务线路上合适的人员前往此类居民家中协作服务，从整体运作成本效率角度考虑将更具灵活优势，也是在当前基层居家医疗服务人力相对紧缺情况下更为合理的服务能力组织方式。但同时也极大地增加了服务路径网络调度的复杂性：由于医护人员必须在指定时段到达同步服务需求的居民家中协作开展服务，此时访问路线发生耦合，再加上路线上其他居民对服务时间窗要求的限制，因而同步服务人员的前后序访问任务中任何一处的设置偏差，都可能会对其访问路线上其他相关需求的及时有效服务造成影响，甚至可能导致原本工作方案中的一些可行路线变得不可行，使得调节访问计划的牵动面更广；与此同时，还需要兼顾同步服务对应多种医疗技能资格人员的有效搭配，造成调度网络的复杂度进一步增加，对于同步服务的准时性要求也更强，因此必须对符合资格的不同居家医疗人员服务路线进行灵活精准的协同调度，以更加贴近业务实际需求。然而目前针对包含同步服务情况的问题研究相对较少，因而本书将开展更具普适性的决策优化研究，以完善居家医疗同步服务特点下人员协同调度计划。

在此基础上，考虑到当进一步落实人员服务行动实践阶段，为了更细粒度优化人员调度的成本效益，除了常规思路中通过合理规划其访问路线方案来降低交通成本以外，结合本书问题研究的场景特点，对于不同技能资格医护人力成本的控制也是一种有效方式。对于居家医疗人员这类专业技能型人员的使用成本，通常从人员派遣的固定成本和人员服务时薪两方面来考虑，并且不同专技属性之间有所差异。相应地，前者可以通过常用的直接精减人员派遣数量的方式取得一定效果；后者在优化时易被忽视的是，在居家医疗服务需求时间窗限制下，若尝试安排不同资格类型的医护人员按照不同时间出发完成指定时段的访问任务，对应的总工时也可能不同，加上薪资水平的区别，从而产生的成本也会有较大差异。因而若能适当改变传统的同时外出开始工作的调度实践方式，将医护人员路径访问的出发时间纳入考虑，通过按需调节各医护人员执行任务时的具体出发时间来提高现有人员的工作实施效率，有助于进一步提升人力资源精细化和弹性化管理水平。

3.2 签约式社区居家医疗服务运作总体决策框架

3.2.1 签约式社区居家医疗人员服务运作影响要素分析

基于以上分析过程和实际业务调研信息可进一步归纳总结，签约式社区居家医疗服务作为适合我国当前国情并亟待深入发展的新型基层医疗形式，有着不同于其他一般服务运输行业的特点和要求，且这些要素之间相互关联，影响着居家医疗上门服务计划制订和实施的效果，具体有如下方面的突出特点和业务难点。

（1）履约规定的复杂性。基于居家医疗签约服务包的复杂特性，医疗机构一方面需要持续安排医护人员定期上门进行基础健康管理服务，以在合约期内完成相应类型服务包所承诺的访问次数，并且考虑到间隔时间太短的访问难以实现对居民健康长期有效的监测，机构还需通过调控医护人员的访问频率以确保服务质量；另一方面，为了确保增值服务效果，须严格遵照居民指定的访问时间窗偏好，安排符合条件的医护人员及时上门进行服务，若未能准确遵循则会对服务效果产生一定的负面影响。

（2）专业资格的匹配性。居家医疗业务实践依托具备专业资质的医疗护理人员按约进行，因而面对各式居家医疗服务需求，医疗机构配备了专业类型多样、职级不一的医护人员。结合调研实践，可将居家医疗服务能力属性抽象为技能类型和技能水平两个维度。为居家医疗人员分配服务任务时，必须在满足人员的医疗专业技能类型与居民服务需求类型相一致且人员的技能水平不低于专技资格水平的前提下，才可将护理任务分配给专业资格符合的居家医疗人员进行服务。

（3）需求访问的同步性。与常规一对一单次访问即可完成的服务业务不同的是，由于居家医疗服务对象自身状况及其需求的特殊性，各式居家医疗服务需求中经常会有必须由一名以上医护人员才能共同完成的同步服务，例如护士协助医生为瘫痪者进行查体诊疗。从服务过程整体成本效率的角度考虑，相较于固定组队的访问形式，通过派遣不同服务线路上合适的人员前往这类居民家中协作服务的方式更具灵活优势，同时也极大增加了服务路径网络调度的难度，使得医疗机构对于医护人员的协调安排更加复杂，访问计划制订的效果与人员的服务成本、工作效率等直接关联。

（4）出访时间的灵活性。当前签约医疗上门服务主要面向例如卒中偏瘫患者、肢体残疾者、行动不便的老年人等活动受限的长期居家人群的健康服务需要，因而在服务访问时间上与客户协调的灵活性较大。要达到长期服务运营的降本增效，需要签约居民在合约期内尽量配合机构对于医护人员访问计划的整体协同安排。医护人员在上门实施服务时也需要尽量确保服务时效性，按期按规定履行合约服务责任，帮助增强签约居民对居家医疗服务的满意程度。

由此，本节结合对签约式社区居家医疗服务系统中多元主体交互关系的分析，以及对人员上门服务过程运作逻辑和关键问题的梳理，为后文具体研究内容的展开奠定了基础：首先从人力配置规划层面，研究如何按照各式合同约定，综合安排各类居家医疗服务人员的多周期配置计划，为实现连续稳定的社区居家健康服务提供人力保障；其次针对具体业务实施阶段，研究如何精细决策居家医疗服务人员出访任务的协同高效执行。从而确保签约上门医疗服务的稳定运作，促进多方互惠共赢。

3.2.2　签约式社区居家医疗人员服务运作优化研究思路

经过上述对问题相关要素属性特点及其差异的归类划分，以及对服务过程内在逻辑的梳理分析可以发现，签约式社区居家医疗人员上门服务运作优化是包含众多影响因素和多重决策变量的复杂非线性决策问题，给优化过程带来很大挑战。具体包含两方面决策优化问题，即居家医疗人员服务能力多周期优化配置和服务过程单周期调度优化。在与社区居民签订的各类大众服务包和个性服务包需求的联合影响下，相应地需同时面向大众服务的基础连续性和个性服务的增值要求特性，首先整体配置居家医疗人员的多周期服务任务分配计划；其次在上门服务具体操作过程中，考虑业务特性下的需求要素和人员行为对服务效果的影响，在为人员安排出访路线时进一步完善同步服务协作策略，并深入出发时间依赖的具体行动方案进行决策。研究问题的总体优化目标包括居家医疗服务满意性、医护人员服务效率以及运作成本方面的综合优化。

作为包含不同决策层面但却相互影响的复杂研究问题，签约式医疗人员服务能力配置的长期性、稳定性以及需求的多样性等特点与上门服务过程调度决策的短周期性、需求服务复杂性等形成相互作用；医护人员能力优化配置根据居家医疗需求调度任务量的变化而灵活动态调整，人员优化配置的情况会影响上门服务计划的制订，医护人员的服务调度效果又反映了人员配置安排是否合理。因此，为了化解签约式社区居家医疗服务管理中“安排哪些人员”与“如何实施服务”这两个涉及“人员配置策略”与“人员调度计划”的关键难题，克服复杂问题结构及其导致的技术分析困难，并且考虑到实际运作管理的内在逻辑和序贯决策过程特点，本研究将其划分为存在递进关系的密切联系又相对独立的子问题联合考虑，见图 3-3，进而形成从人员分配策略到上门访问方案的决策模型与决策过程方法，减少决策变量以缩小解空间，从而降低求解难度。为处理这类涉及多方业务主体、多种关联影响因素、多重决策变量的复杂技能人员管理优化问题提供新思路。

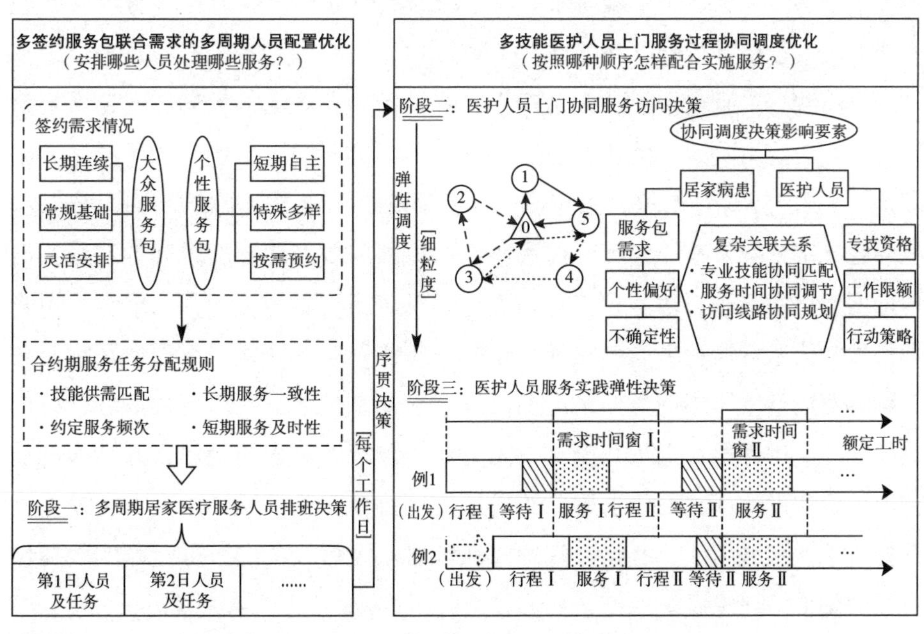

图 3-3 签约式居家医疗人员配置与调度优化研究思路

基于上述两个环节三阶段序贯决策优化过程思路，将服务实践层面的影响因素融入前期人员配置优化的决策过程中，并反过来支持服务调度优化决策效果，通过相互间的传递实现决策的整体优化。签约式社区居家医疗实际服务过程复杂多变，不同主体的价值取向的差异导致优化目标不同，因而如何在确保满足服务需求的前提下兼顾重点优化目标，是实际应用领域问题优化的难点。本书研究以实现科学高效的居家医疗人员服务能力配置调度为宗旨，将从医护人员的服务效率、家庭医疗机构服务运作成本等目标方面考虑。

3.2.3 签约式社区居家医疗人员配置与调度问题研究框架

基于上述对签约式社区居家医疗服务系统运作过程相关要素特点的分析，本研究将签约式社区居家医疗人员配置与调度的服务运作管理实践抽象为半结构化科学决策问题。考虑到这个解空间巨大的 NP-hard 问题受到业务多主体、多属性、多关系的决策复杂性影响，如何有效地降低决策空间难度、快速获得目标偏好下的较优解集成为研究决策的难点。因而，在决策方法上，本书融合系统工程优化决策等理论思想以及运筹学、人工智能等方法对问题系统的决策过程进行分解和序贯方式解决。

具体地，本研究按照“研究准备—提出问题—界定分析问题—建模求解问题—方法应用验证”的研究思路对其中的关键问题进行研究，研究框架见图 3-4。在文献综述与家庭医疗护理服务调研的基础上，提炼重点研究问题，将问题界定分解为签约式社区居家医疗人员服务能力优化配置问题与服务出访调度优化问题进行序贯研究。对此，以系统工程思想为指导，综合运用管理科学、信息科学和决策科学等理论知识，首先对签约式社区居家医疗服务关键特性进行整体协调与归纳分析。其次在此基础上进一步解决问题，结合数学规划、运筹学、人工智能等技术方法，分别针对各问题属性和结构特性构建模型和设计算法高效求解，并通过案例数值实验来验证本书所提模型算法的科学性和适用性，由此为签约式社区居家医疗人员的服务运作实践提供有效的决策管理建议。

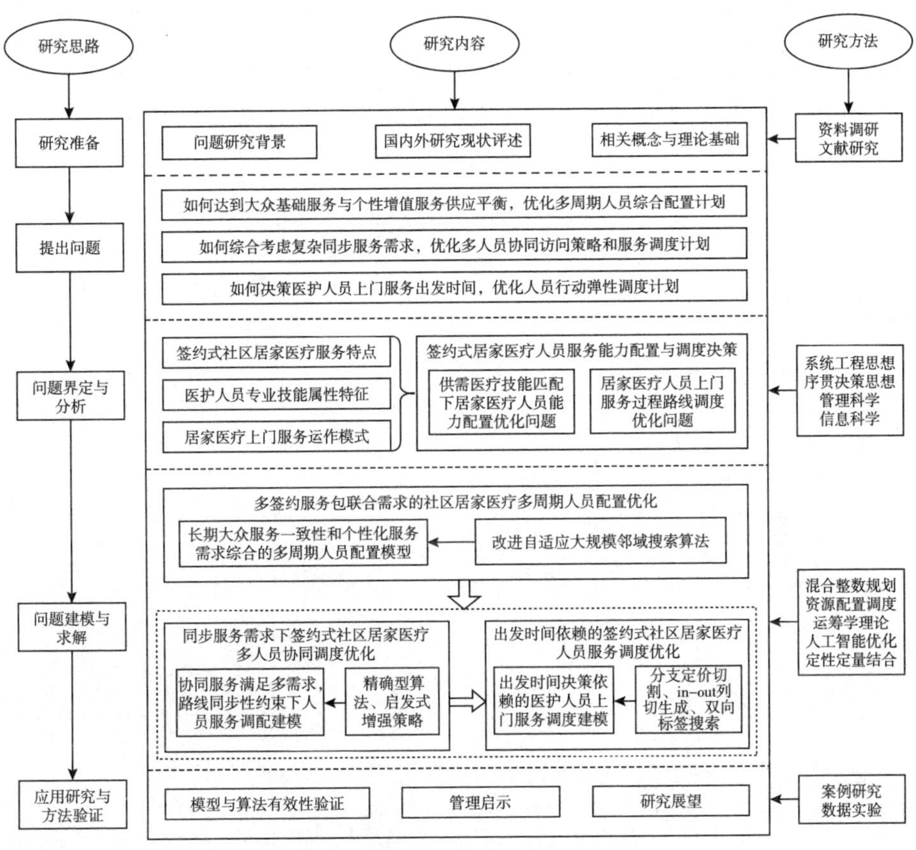

图 3-4　内容框架

3.3　本章小结

本章首先介绍了签约式社区居家医疗服务相关重要概念，明确签约服务模式内涵以及相关主体的属性特点及服务互动联系。其次分析了签约式社区居家医疗服务基本过程，归纳并解析各服务环节关键影响因素所造成的居家医疗人员服务运作的复杂性。为了科学高效地求解问题，进一步分析提出基于序贯决策的两环节三阶段决策优化思想，将该复杂问题分解为关联紧密的医护人员能力配置和上门服务过程调度这两个不同决策层面过程进行求解，明确子问题研究目标、决策内容、基本假设条件和约束等前提，分析决策环节的关键难点和优化思路，为后续各章节的建模和优化算法设计奠定基础。

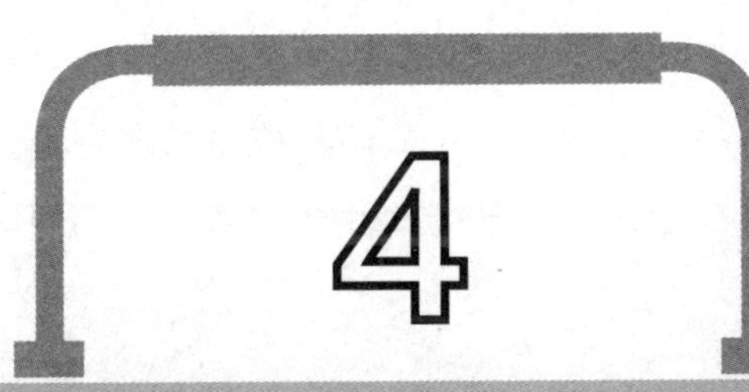

4 基于签约服务包的社区居家医疗多周期人员配置优化

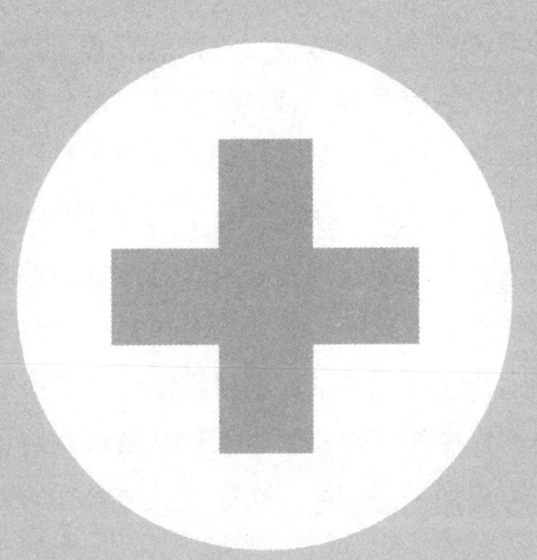

签约式社区家庭医疗服务模式下，医疗机构通过与社区居民建立长期契约服务关系，以具有相关专业资格的医护人员服务团队为支撑，在合约期内向居民履行签约服务包规定的健康管理责任，其中不仅包括实施基础的大众服务包项目，还需及时提供个人额外选择添加的个性化医疗服务。本章针对签约大众服务包和个性服务包联合需求下的居家医疗人员服务能力配置优化问题展开研究，从保质足量达成基础合约规定的大众健康服务与灵活处理多种个性化需求的综合管理视角出发，同时将人员派出服务过程纳入约束来为人员配置优化提供更多决策依据，以人员调用成本与服务运营成本最小化为优化目标建立数学规划模型，并基于问题性质构造合适的启发式优化算法进行高效求解。

4.1 签约服务包需求导向下多周期人员配置优化研究思路

居家医疗服务机构通过与社区居民签订特色服务包的形式，为其提供了长期稳定可及的健康管理服务。一方面，签约服务包可选类型多样、组合方式灵活，并且居民对居家医疗服务项目实施人员、服务时段等具有相关运作偏好要求；另一方面，每个医护人员具有的专业资格能力有限，服务时需要考虑护理项目类型的供需匹配性。在此矛盾下要针对众多签约居民的各式复杂需求进行多周期的人员综合配置规划，安排调配资质符合的医护人员实现长期服务管理，按传统手工排程的方式是十分困难且效果不佳的。本部分研究考虑的决策周期为多个连续工作日，必须在医疗专业资质符合需求的前提下根据需求特点进行严谨安排，明确需要选择具有哪些资格属性和多少数量的居家医疗人员进行多周期灵活搭配，从而更好地发挥签约式居家医疗服务模式的价值。

考虑到大众与个性化居家护理需求混合的业务特点，按照签订的医疗服务包内容，遵循大众服务包承诺的项目类型和访问频次，以及个性化服务申请内容，综合安排每日的居家医疗访问任务并制订各种类型医护人员的多周期排班计划。因而，对此复杂问题的研究分析主要可从以下要点进行综合考量。

（1）基于构建的医疗服务人员的专业技能资格与签约居民的居家护理需求之间的匹配关系表达，可将居家医疗需求任务分配给专业资格符合的居家医疗人员执行服务。

（2）充分考虑签约式社区居家医疗大众服务包的长期性和连续性特征，根据合约内容遵循定期、定量、定人的原则，即尽量按照规律的时间和频次来尽量安排一致的医护人员为签约居民实行熟悉稳定的居家健康管理。

（3）针对大众服务包合约项目外的个性化服务包居家医疗需求，必须充分满足个性化预约服务项目的技能属性、访问时段要求等条件，灵活安排医护人员的工作日程。

之后将这些关系约束的抽象化表达带入所建立的签约式社区居家医疗服务人员多周期综合配置优化模型中，并设计相应优化算法进行高效求解，最终得到大众与个性化居家服务需求下使得服务满意度和成本优化的多周期人员优化配置方案，具体决策过程见图 4-1。通过将签约式社区居家医疗服务长期运作效果转化为成本计算的居家服务需求满意程度约束，可以将原有的成本和满意度双目标优化问题转化为成本优化的单目标问题，并通过构建需求分配方案与成本之间的量化关系实现对服务满意度的把控，最终在满意的决策时间和成本花销内，解得满足大众服务包和个性服务包需求联合的居家医疗人员服务排班计划，从而支持后续医护人员具体执行上门服务的序列优化决策。

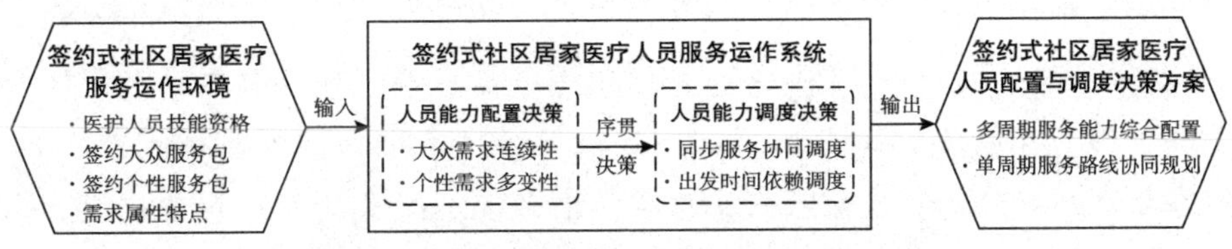

图 4-1　签约式居家医疗人员配置优化决策思路

该问题的关键研究难点在于如何进行医护人员为大众服务包项目服务一致性的度量，以及同时确保对个性化服务包需求服务的及时准确分配，在以多周期居家医疗人员服务能力配置成本最小化为目标的优化模型中，需要通过建立合适的一致性服务规则和灵活的资源分配模型进行优化求解。该过程中，对于一致性的度量需要对服务时间的一致性和服务人员的一致性进行充分刻画，若有违背则需要施加合理的决策成本惩罚；而大众服务包以外的个性化需求作为一种增值服务，具有较高的优先级必须充分满足，但同时也要兼顾其他任务的实施效率。因而在此基础上，在满足服务技能匹配的前提下，需要综合权衡居家服务供需双方利益，基于问题性质和决策粒度要求，适合通过改进提出先进的启发式求解算法，得到社区签约居民的服务期内各工作日各医护人员综合优化配置方案。

4.2 大众服务包与个性服务包联合需求下的服务人员配置策略设计

签约式社区居家医疗人员的服务能力配置决策包括对周期内每个工作日的各种专业资格人员数量、技能类型和职级及其排班计划等做出高效安排，满足决策期内不同签约服务包居家医疗需求下的人员服务能力规划。社区医疗服务机构根据签约规模和居民初步意向，已经配备了足够数量和专业资格的医护人员以提供服务。此外，若仅考虑满足需求匹配的人员排班决策，可能会在方案后续的运作效果甚至可行性方面产生问题。因而本章在研究签约式社区居家医疗服务人员多周期能力分配决策时，还需要考虑相应任务安排下人员外出服务过程关于配置方案的呈现效果，将对应服务路线调度成本也考虑进去，从而为人员的有效配置提供合理的决策依据。本章将问题划分为先优化居家医疗人员服务能力配置的长期规划决策，再进一步制订人员上门服务过程调度优化的短期执行决策。当前阶段的业务规划目标聚焦于人力资源整体协调布局，对上门服务实施细节将在后续章

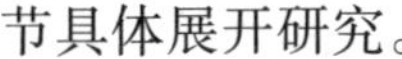

节具体展开研究。

具体地，基于 1. 2. 3 节对居家医疗两类典型签约服务包属性特点的详述以及 3. 1. 2 节对不同服务包项目的医护人员服务规则的说明，在制订人员配置计划时需充分考虑各类服务要求情况做针对性安排。与此同时，考虑到签约居家医疗服务的惠民经济性，也需要平衡机构的运作成本开支，因而在实际中通常大众服务包的项目实施时间不接受签约居民直接指定，而是由医疗机构整体协调来决定经济高效的人员配置方案。此外，尽管给居民每次指派固定的医护人员访问将有助于长期健康管理质量的提升，但在实际运作时也会给服务机构的任务计划制订和成本效率带来负面影响，不利于业务的长远发展，因此设置医护人员指派的一致性通过尽可能以更小的人员变化为每个居民安排访问计划来实现。不过，对于额外预定的个性化服务需求必须严格确保按要求准时完成。

因而，为了进一步提升大众化与个性化签约服务包综合需求下医护人员的服务质量和运作效率，在人员出访调度方面也需要结合问题特点做出相应的分析和界定，以帮助完善人员配置的科学性和合理性。具体地，为提高人员出访服务效率，设定居民每天最多只能被同一服务路线访问一次，那么在决策期内，针对可能产生的几种居民需求情况设置相应的应对条件。

(1) 针对居民签订的大众服务包项目，为其分配技能匹配的同一医护人员进行长期访问和健康管理服务。

(2) 居民申请了个性化服务，且类型与所签订的大众服务包不同，则在满足长期大众服务的访问频次约束等条件下，优先将大众服务项目访问安排在与个性化服务预约的同一天进行，以避免居民多日接待造成的不便。

(3) 居民申请了个性化服务，且类型与所签订的大众服务包相同但技能水平需求不同，例如需要该类型的高级别专家进一步诊疗，此时则在满足大众服务项目的技能属性匹配和访问频次约束等条件下，尝试优先将居民的大众服务访问安排在其个性化服务预约当天的时段共同进行，并设定医护人员在此处的服务时长等于当前两次服务时长相加。这种安排方式在方便居民接待的同时也使得医护人员工作过程更为紧凑，减少了不必要的路线往复，有助于节约业务运作成本。

4.3 签约式社区居家医疗多服务多周期人员综合配置问题模型

4.3.1 建模思路与符号说明

签约式社区居家医疗服务网络可以构建为一个完全有向图 $G=(V, A)$ ，其中定义 $V=N\cup\{0\}\cup\{n+1\}$ 为医护人员访问点集合，社区签约居民定义为集合 $N=\{1, 2, \cdots, n\}$ ，为了建模方便，将社区家庭医疗服务机构区分标记为节点 0 和 $n+1$，各自代表访问路线的起点和终点；定义 $A=\{(i, j)\mid i, j\in V, i\neq j\}$ 为路线弧集合，其中每条弧 (i, j) 都对应医护人员在两个位置间移动的行程时长 t_{ij} 。行程时长按照需求点地理位置之间的距离等比例设置，且取值满足三角不等式。在每个工作日，社区医疗服务机构安排当值的医护人员从节点 0 出发，为签约居民上门进行相应需求的居家医疗护理服务，所有工作任务完成后返回终点 $n+1$，且每天的工作总时长不超过 L ；相应地，医疗机构所在节点时间窗可以定义为 $[0, L]$ 。

将医护人员配置决策期以工作日为单位划分为 $\bar{\tau}$ 个时段并定义为集合 $\Gamma=\{1, \cdots, \bar{\tau}\}$ 。设置社区居家医疗服务机构中的医护人员集合为 $K=\{1, 2, \cdots, \bar{k}\}$ ，他们的专业技能类型编号集合为 $\mathcal{P}=\{1, 2, \cdots, \bar{p}\}$ ，技能水平等级分层组织，将等级按照由低到高的形式编号定义为集合 $Q=\{1, 2, \cdots, \bar{q}\}$ ，并且规定高等级的医护人员有资格服务等级需求不高于他的所有同类型服务。

根据社区居家医疗签约服务包项目服务特点，一方面，每个社区居民都与医疗机构签订了基础性大众服务包，对于每个居民 $i\in N$ ，根据所签订套餐的内容，医疗机构承诺将在决策期 Γ 内为其定期提供相应类型和一定次数的基础居家医疗服务。为了进一步提高居民服务体验和健康管理质量，通过尽量为同一居民派遣具有足够专业资格的同一医护人员，建立稳定的医患联系来实现居家医疗护理的连续性。定义 $\alpha_{ip0}=1$ （ $p\in\mathcal{P}$ ）表示签约居民 i 签订了

p 类型的医疗服务合约，需要安排相应类型的医护人员进行大众服务项目，类型不符则参数为 0。同时，医护人员对相应合约类型居民在决策期 Γ 内的访问次数配额用 R_p 表示，并根据历史业务数据统计信息评估每次定期探访的平均服务时长为 s_p；并且为了确保对签约居民健康跟踪服务的长期质量，规定连续两次定期访问日期间隔至少为 D 天。此外，在整个决策期内，对于大众服务包项目的访问，服务同一位居民的不同医护人员数量越多，居民服务满意度随之下降；相应地，设 c^w 为满意度损失成本转化系数，量化居民服务满意度下降时对业务运营产生的负面影响。

另一方面，允许居民根据自身身体状况补充签约个性服务包，在社区家庭医疗机构所提供的相应增值项目范围内进行服务预约，并相应支付额外的签约诊疗费用。此时可选的医疗服务类型更为丰富，也更贴近居民需求实际，因而进一步定义辅助参数 α_{ipq}^t 表示居民相应需要的医疗服务资质，即如果 $\alpha_{ipq}^t=1$，则居民 i 在第 t 天要求 $p \in \mathcal{P}$ 类型和 $q \in \mathcal{Q}$ 水平级别的服务，否则为 0；相应地，符合技能类型 p 且水平不低于 q 的医护人员可以为其进行居家医疗服务。此外，符合条件的医护人员也应于第 t 天在居民所要求的硬时间窗口 $[e_i^t, d_i^t]$ 内开始服务，按照服务类型持续的时间为 s_p。允许医护人员提前到达居民住处，但必须等待至时间窗起始时刻才能开始服务，且超时到达将不允许服务。

本部分研究考虑的相关服务运作总成本主要包括三个部分。

（1）固定人力成本：启用居家医疗服务人员的固定费用。在现实中，为具有较高职称水平的医护人员支付更高的工资是合理的，因而设置派遣技能水平为 q 的医护人员服务产生的固定人力成本 c_q^f。

（2）服务变动成本：服务线路安排对应的出行成本。根据每条路线弧 $(i, j) \in A$ 的旅行时间 t_{ij} 的定义，设置相应的人员服务路程成本 c_{ij} 且取值与 t_{ij} 对应一致，由此将居民点的位置信息纳入决策考虑以帮助模型进一步优化人员分配计划下的调度访问效率。

（3）满意度损失成本：由于熟悉的医护人员被临时更换，居民不适应心理产生的服务满意度隐性损失。社区医疗服务机构需要在长期服务质量和运作效益之间权衡把控，实践中难以确保为大众服务包需求安排长期服务人员的严格一致性，因而设置为居民分配的长期护理人员临时变动造成的服务满意度单位损失成本为 c^w 。

问题的决策内容是根据大众与个性化居家护理需求混合的业务特点，制订居家医疗服务机构医护人员的多周期工作排班计划，选择具有哪些资格属性和多少数量的居家医疗医护人员进行灵活搭配，在确保长期按约为居民提供基础连续的居家医疗大众服务的同时，及时充分地为个性化居家诊疗需求提供服务，优化医疗机构在整个决策规划期内的主要运作成本，更好地发挥居家医疗签约服务模式的价值。

4.3.2 大众服务包与个性服务包联合需求的多周期人员配置建模

为了便于问题建模，本节进一步定义一些辅助集合和参数，并明确问题的决策变量。

集合：

Γ_i 居民 $i \in N$ 在规划期 Γ 内所预约个性化居家医疗服务的访问日期集合，根据前述定义可得 $\Gamma_i = \{t \mid \alpha_{ipq}^t = 1, \ \forall p \in \mathcal{P}, \ q \in \mathcal{Q}, \ t \in \Gamma\}$

N^t 在服务日期 $t \in \Gamma$ 当天需要个性化居家医疗服务的居民集合，根据前述定义可得 $N^t = \{i \mid \alpha_{ipq}^t = 1, \ \forall i \in N, \ p \in \mathcal{P}, \ q \in \mathcal{Q}\}$

N_k 医护人员 $k \in K$ 有资格服务的居民集合

参数：

p_k 医护人员 $k \in K$ 的技能类型编号

q_k 医护人员 $k \in K$ 的技能水平编号

TA_{ik}^t 工作日 t 当天医护人员 k 到达居民 i 处的时间

TS_{ik}^t 工作日 t 当天医护人员 k 在居民 i 处的开始服务时间

决策变量：

x_{ijk}^t 0-1 变量，表示工作日 t 当天居民 i 与居民 j 在医护人员 k 的访问线路上的服务顺序关系。若工作日 t 中医护人员 k 在服务完居民 i 后前往居民 j 处实施服务，则 $x_{ijk}^t=1$；否则为 0

y_{ik}^t 0-1 变量，表示工作日 t 当天居民 i 是否在医护人员 k 的访问线路上被服务。若工作日 t 中医护人员 k 为居民 i 进行了服务，则 $y_{ik}^t=1$；否则为 0

z_{ik} 0-1 变量，表示医护人员 k 是否被安排过为居民 i 进行大众项目服务。若是，则 $z_{ik}=1$；否则为 0。与此同时，根据前述问题变量定义可知 $u_i=\sum_{k\in K} z_{ik}$

目标函数：

$$\min \sum_{t\in\Gamma}\sum_{k\in K} c^f_{q_k}\sum_{i\in N} x^t_{0ik}+\sum_{t\in\Gamma}\sum_{k\in K}\sum_{(i,j)\in A} c_{ij}x^t_{ijk}+c^w\sum_{i\in N}\left(\sum_{k\in K} z_{ik}-1\right) \tag{4-1}$$

约束条件：

$$\sum_{t\in\Gamma}\sum_{k\in K} y^t_{ik}=\alpha_{ip0}R_p,\ \forall i\in N,\ p\in\mathcal{P} \tag{4-2}$$

$$\sum_{t\in\Gamma}\left(y^t_{ik}+\sum_{t<t'<t+D} y^{t'}_{ik}\right)\leqslant 1,\ \forall i\in N,\ k\in K \tag{4-3}$$

$$\sum_{0<t\leq\overline{\tau}-D(R_p-1)}\sum_{k\in K} y^t_{ik}\geqslant 1,\ \forall i\in N,\ p\in\mathcal{P} \tag{4-4}$$

$$\sum_{t\in\Gamma} y^t_{ik}\geqslant z_{ik},\ \forall i\in N,\ k\in K \tag{4-5}$$

$$\sum_{k\in K} y^t_{ik}\leqslant 2,\ \forall i\in N,\ t\in\Gamma \tag{4-6}$$

$$e^t_i y^t_{ik}\leqslant TS^t_{ik}\leqslant d^t_i y^t_{ik},\ \forall t\in\Gamma,\ i\in N^t,\ k\in K \tag{4-7}$$

$$0\leqslant TS^t_{n+1,k}\leqslant L,\ \forall k\in K,\ t\in\Gamma \tag{4-8}$$

$$\sum_{j\in N_k} x^t_{0jk}=\sum_{i\in N_k} x^t_{i,n+1,k}\leqslant 1,\ \forall k\in K,\ t\in\Gamma \tag{4-9}$$

$$\sum_{i\in N_k\cup\{n+1\}} x^t_{jik}=\sum_{i\in N_k\cup\{0\}} x^t_{ijk},\ \forall k\in K,\ j\in N_k,\ t\in\Gamma \tag{4-10}$$

$$\sum_{k\in K} z_{ik}\geqslant 1,\ \forall i\in N \tag{4-11}$$

$$\sum_{(i,j)\in A} x^t_{ijk}=y^t_{ik},\ \forall k\in K,\ t\in\Gamma \tag{4-12}$$

$$TS^t_{ik}+\alpha^t_{ipq}s_{p_k}+t_{ij}\leqslant TS^t_{jk}+M(1-x^t_{ijk}),\ \forall (i,j)\in A,\ k\in K,\ p\in\mathcal{P},\ q\in\mathcal{Q},\ t\in\Gamma \tag{4-13}$$

$$x^t_{ijk},\ y^t_{ik},\ z_{ik}\in\{0,1\},\ TS^t_{jk}\geqslant 0,\ \forall (i,j)\in A,\ k\in K,\ t\in\Gamma \tag{4-14}$$

目标函数（4-1）表示最小化社区家庭医疗机构居家医疗人员配置的相关成本，依次包括不同专业资格医护人员的固定使用成本、服务路程成本和由于给居民临时更换长期医疗服务人员而产生的满意度损失成本。针对社区居民所签订的基础合约中规定的大众型居家医疗服务，约束（4-2）规定了相应类型的合约期限内所承诺的医护人员上门探访次数；进一步地，为了帮助提升长期健康管理质量，约束（4-3）规定了每个签约居民连续两次接受大众服务项目定期访问之间的时间间隔，约束（4-4）挖掘访问日期同服务配额和最短间隔的关系进一步加强模型下界，约束（4-5）和约束（4-6）代表决策期内医护人员分配的情况。对于合同约定以外的个性化居家医疗服务请求，在确保服务人员资格相配的前提下，约束（4-7）表示人员服务开始时间必须遵守所要求的时间窗。约束（4-8）限制了医护人员每天工作时长上限。

此外，考虑到人员外出服务具体实践对人员配置效果的影响，模型中也进一步引入与人员访问调度过程相关的约束条件来为人员配置优化提供更多决策依据。约束（4-9）规定每个工作日每个医护人员最多执行一条服务路线，从医疗中心出发并在工作结束后返回。约束（4-10）定义了网络流平衡约束。约束（4-11）确保每个签约居民至少接受一名医护人员的大众服务项目访问。约束（4-12）展现了两个决策变量之间的联系。约束（4-13）帮助规范了服务实施的连续性，即后序服务访问在前一项服务完成后才会开始，同时该约束式也消除了模型子回路。约束（4-16）规定了决策变量的取值范围。

4.4 改进的自适应大规模邻域搜索求解方案设计

4.4.1 算法设计原理与框架

由于大众化与个性化签约服务包需求混合的居家医疗人员服务能力综合配置是多周期、多决策层次的高度复杂的组合优化问题，在问题规模和解空间方面相对较大，求解十分困难，根据所研究问题性质开发智能启发式算法是一种合理有效的求解方式。自适应大规模邻域搜索（Adaptive Large Neighborhood Search，ALNS）算法针对每次迭代结果评价选用更加有效的算子，加速探索更加优质的邻域空间，促进解方案的优化生成。该算法较强的全局搜索能力和较高的扩展性很适合求解复杂的资源配置问题，但也相应付出了算法运行收敛速度较慢的代价。而禁忌搜索（Tabu Search，TS）的寻优机制恰好相反，它利用禁忌表存储结构和禁忌准则避免算法陷入局部最优，并允许通过特赦准则采取非改进性的操作促进搜索的多样性，从而经济有效地增强算法局部搜索效果，但也相应可能错过其他解空间中更优质的解。

因此，本部分将 ALNS 算法广泛寻优能力与 TS 算法局部探索优势有效互补结合，并基于研究问题性质特点进一步开发寻优策略，设计了一种引入禁忌搜索策略改进自适应大规模邻域搜索的混合启发式算法（ALNS-TS）来实现问题寻优。该算法可以根据找到的解决方案的质量，动态自适应地调节算法多样化搜索操作及其搜索强度，从而可以在解空间搜索广度和深度方面达到更好的平衡。算法流程见图 4-2。

具体地，面向本章最小化问题研究目标，搜索最优可行解 $\boldsymbol{y}^*$ 的算法关键步骤如下：

步骤 1：初始化当前可行解 $\boldsymbol{y}$ 并计算适应度；令初始最优解 $\boldsymbol{y}^*=\boldsymbol{y}$ 和最优目标值 $f(\boldsymbol{y}^*)$；初始化算法迭代数量 $it=0$，当前解在算法运行中持续未改进而经过的迭代次数 $it_{noImp}=0$；初始化算子组合（d，r）的选择权重 $\omega_{dr}=(1，1，\cdots，1)$ 和评分 $s_{dr}=(0，0，\cdots，0)$ 指标；设定算法最大迭代次数 it_{max}，其中每当迭代次数达到 it_{upd} 次时权重需要更新，it_{noImp} 的迭代次数上限为 $it_{maxNoImp}$。

步骤 2：基于当前各算子权重 ω_{dr} 选出要使用的“破坏—修复”算子组合（d，r）。

步骤 2.1：在当前解上施加破坏算子操作 $d(\boldsymbol{y})$，得到部分解方案 $\boldsymbol{y}'$；随后使用修复算子操作 $r(\boldsymbol{y}')$，得到新的解方案 $\boldsymbol{y}^{new}$；

步骤 2.2：判断当前目标值 $f(\boldsymbol{y}^{new})$ 是否有改进；

步骤 2.2.1：若 $f(\boldsymbol{y}^{new})\leqslant f(\boldsymbol{y}^*)$，则令 $\boldsymbol{y}^*=\boldsymbol{y}^{new}$，$\boldsymbol{y}=\boldsymbol{y}^{new}$，$it_{noImp}=0$；

步骤 2.2.2：否则，$it_{noImp}=it_{noImp}+1$。

此时若 $f(\boldsymbol{y}^{new})\leqslant f(\boldsymbol{y})$，则 $\boldsymbol{y}=\boldsymbol{y}^{new}$；若 $f(\boldsymbol{y}^{new})>f(\boldsymbol{y})$ 但 $\boldsymbol{y}^{new}$ 满足新解的接受概率条件，则仍更新 $\boldsymbol{y}=\boldsymbol{y}^{new}$，若不满足接受条件则当前解不做变化。

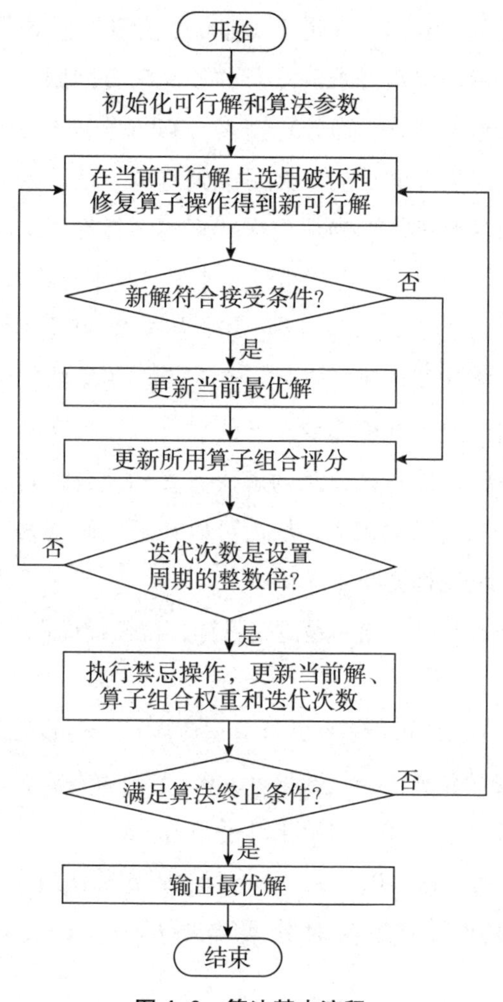

图 4-2　算法基本流程

步骤 3：根据步骤 2 新解的产生情况相应地更新当前算子组合的评分 s_{dr} 。

步骤 4：判断算法当前迭代次数 it 是否为更新周期 it_{upd} 的整数倍：若不满足，则返回步骤 2；否则，对当前解执行禁忌搜索操作，将得到的解作为新的当前解，并根据过去 it_{upd} 次迭代后的评分 s_{dr} 更新权重 ω_{dr} ，重置 $s_{dr}=(0, 0, \cdots, 0)$ 。

步骤 5：更新迭代次数 $it = it + 1$。

步骤 6：判断算法是否运行结束：若 $it = it_{max}$ 或 $it_{noImp} = it_{maxNoImp}$ ，则算法终止，输出当前优化的解 $\boldsymbol{y}^*$ ；否则返回步骤 2。

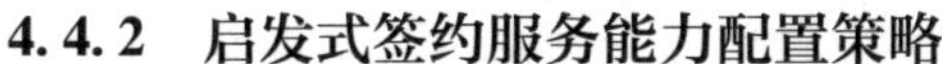

4.4.2　启发式签约服务能力配置策略

本部分所提算法由于存在破坏和修复等策略过程可以快速提高解的质量，所以算法优化效率对初始解效果的依赖性不高。然而由于本章问题研究内容的复杂性，要快速有效地初始化满足各种约束条件的可行解，是一个首先要解决的难题。具体目标是在给定的决策周期内，为每个工作日恰当安排资格合适的居家医疗服务人员，以确保能在指定时段内保质且足量地完成签约居民的长期基础大众型服务承诺，同时能够及时充分地处理每日额外的个性化居家医疗服务需求预约。

居家医疗人员服务能力配置时需要同时兼顾大众服务包和个性服务包的不同需求特征，因而可以在生成初始解的时候分别处理来确保可行性。考虑到大众服务包需求在安排具体服务时段方面，比起带有精确时间窗信息的个性服务包需求而言具有更大的灵活性，因而对于每个工作日，可以首先在满足当天的个性化需求预约的技能属性和时间窗等约束条件下，安排资历合适的医护人员完成服务；其次再在整个决策周期内，将大众服务项目需求插入适合的服务队列，并满足合同约定的访问次数配额和控制访问日期间隔，同时尽量满足服务人员的一致性。

本章结合问题性质和贪婪策略等思想，设计了如下方法生成初始可行解。为了凝练表述，将签约的大众服务包简称为“大众需求”，个性服务包简称为“个性需求”。

第一阶段：初始化个性需求服务人员配置

针对每个工作日 t 的若干个性服务需求，按照个性服务申请的技能类型做分组，然后依次进行下述操作。

（1.1）对于每种类型 $p \in \mathcal{P}$ 的待服务个性需求点集合 sN_p^t，它们具体需要的技能水平可能也有差别，根据高水平人员有资格为同类低水平需求进行服务的兼容性条件假设，每种类型下安排一名具备该组所需最高水平 q_p^{max} 的同类型医护人员开展服务。

（1.2）同种需求按照访问时间窗计算 $\frac{e_i^t + d_i^t}{2}$ 结果的非递减顺序对各居民

节点 i 进行排序，将需求点逐一插入（1.1）中启用的医护人员服务路线上，并依次判断时间窗可行性和人员工作时长限制，同时实时更新 sN_p^t；若所有可行插入结束时 sN_p^t 非空，则返回前序操作（1.1）。

第二阶段：初始化大众需求服务人员首次配置

针对首个工作日 $t=1$，按照大众需求服务签约的技能类型对这些需求做分组，然后依次进行下述操作。

（2.1）对于每种类型 $p \in P$ 的待服务大众需求点集合 lN_p^t，它们需要的技能水平都是最基础的。考虑到用人成本和医护人员的技能水平有关，因而为了整体运作成本的优化，每种类型下安排一名技能水平为 1 级的基础资格人员开展大众需求服务。

（2.2）将各种类型的需求点逐一插入（2.1）中启用的相应医护人员服务路线上，并依次判断是否符合人员工作时长限制，同时实时更新 lN_p^1，记录居民首次被分配的大众需求服务人员编号；若达到工作上限时 lN_p^1 非空，则返回前序操作（2.1）。

第三阶段：完成后续大众需求服务约定的人员配置

针对从 $t=2$ 开始的后续工作日，依次进行下述操作。

（3.1）在满足大众需求服务时间间隔约束 D 的条件下，考虑到不同类型大众服务有着不同的访问配额 R_p 规定，因而为了在决策期内完成所有大众需求访问任务、促进解生成的可行性，需要尽可能提早为每个居民 i 安排后续第 h 次的访问日期 T_i^h（$h=2, \cdots, R_p$），根据问题性质可以施加约束条件 $T_i^{h-1}+D \leq T_i^h \leq \bar{\tau}-(R_p-h) \times D$，在此时间范围约束下必须为其安排人员服务，是确保进一步生成可行解的前提。

（3.2）对于每个大众需求居民 i，依次安排后续第 h 次（$h=2, \cdots, R_p$）的访问日期 T_i^h 和人员分配。在（3.1）规定的 $T_i^h \in [T_i^{h-1}+D, \bar{\tau}-(R_p-h) \times D]$ 时段内，针对第一阶段结果中为了完成个性需求访问任务而在该时段内安排的人员，逐日检查确认其中是否启用了第二阶段记录的该居民首次被分配的大众需求服务人员。为了加快初始解生成速度，进一步区分不同情况设置如下构造规则。

① 若经判断不存在首次分配的大众需求服务人员，则在当前时段的首日

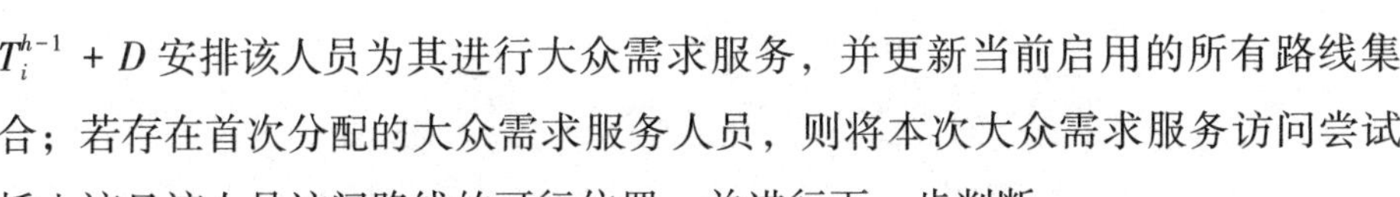

$T_i^{h-1}+D$ 安排该人员为其进行大众需求服务，并更新当前启用的所有路线集合；若存在首次分配的大众需求服务人员，则将本次大众需求服务访问尝试插入该日该人员访问路线的可行位置，并进行下一步判断。

② 若①在其首次分配人员路线上无法找到可行插入，则优先安排当前启用的资质符合的其他医护人员临时完成本次大众需求访问服务；若插入均不可行，则单独启用新的合适的医护人员为其服务。这两类更换服务人员的情况在计算目标值时需要相应增加本次临时换人产生的满意度损失成本 c^w 。

重复实施上述该阶段搜索过程，直至所有大众需求居民都按时按量地被安排了合适的人员上门实施居家医疗服务，同时相关分配策略也尽量满足了人员访问的一致性。

以上三阶段步骤提出的一些初始化可行解的启发式构造策略，也同样可以给后续邻域搜索寻优过程中解的高效处理提供一定的理论支持，具体见下节内容所述。

4.4.3 邻域操作设计与搜索策略改进

在邻域搜索过程中，利用分数和权重变量来记录每组破坏-修复算子（destroy-repair operator）的性能，并在每次迭代中选用能使得当前求解达到最优的最佳算子组合。具体地，破坏算子将解对应路线中的一些节点移除集中存入列表集合中，修复算子将删除列表中的节点重新插入现有路线的最优可行位置。如果得到的新方案比当前的好，就用新方案来代替当前方案，并更新这对破坏—修复算子的分数和权重。持续进行搜索，直到满足规定的停止条件。

图 4-3 展示了一个决策周期 $\bar{\tau}=5$ 天的例子，大众需求在决策期内需要被访问的次数为 $R_p=2$ 次，且访问日期间隔至少为 $D=1$ 天。为了展示更清晰，示意图里每位医护人员每天只执行少量访问任务。根据每天任务量和需求不同，相应配置技能合适的人员进行服务。为了寻找潜在的更优方案，可以设计多种策略如破坏路线、更换人员等方式对当前可行解进行破坏，随后在问题约束下通过重新安排插入或者构造新人员访问计划等修复生成新的可行方案。相关算子操作可以在医护人员配置数量、访问效率等方面实现一定的改进提升。

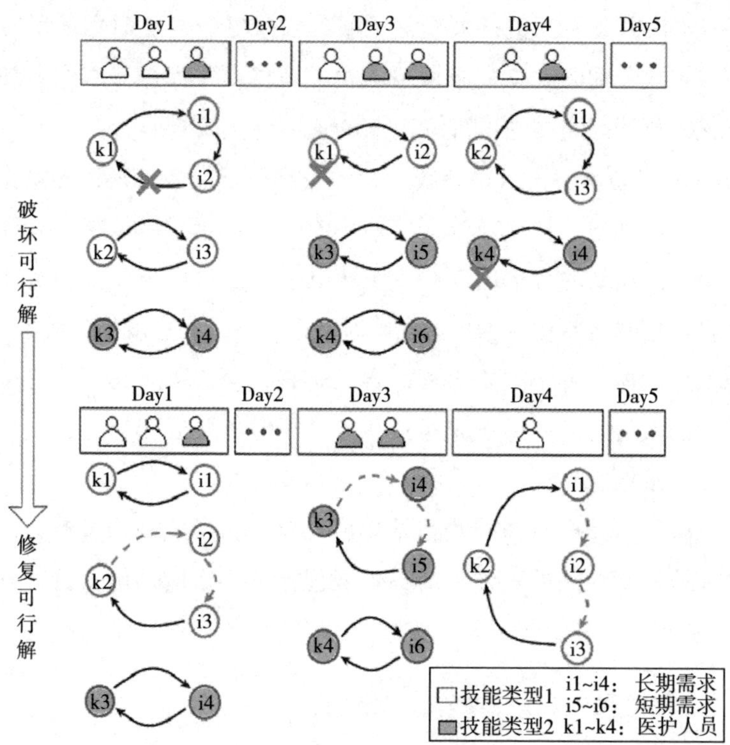

图 4-3 算子操作示意

下面针对所提出的混合启发式 ALNS-TS 优化算法关键环节进行介绍。

1. 设计破坏算子（*destroy operator*）

以下所有破坏算子操作都以当前的可行的人员配置方案 $\boldsymbol{y}$ 作为输入，按照相应规则移除某些居家医疗访问任务或人员配置安排，之后输出被部分破坏后的解方案 $\boldsymbol{y}'$。具体地，算子破坏的程度体现在移除的居民访问数量，并且随着解未改进时迭代次数 it_{noImp} 的增加，破坏的程度应该动态调节增大，即移除的访问任务数量也需要逐渐增加。

（1）随机移除（*random removal*，*RnR*）

该算子是最简单的破坏操作，基本原理是在当前路线解集上随机移除一些访问点。根据本章研究问题特点，将移除操作进一步划分为三类。

① 随机移除大众需求访问任务（*RnR-L*），即随机选择 $\mathcal{N}_L$ 个大众需求任务从当前解方案中删除。$\mathcal{N}_L$ 设置为从取值范围［1，n］中产生的随机整数，计

算式定义为 $\mathcal{N}_L = \lceil n - \sqrt{(1-\mathcal{U})(n-1)^2} \rceil$，其中 n 为前述定义的社区服务居民点总数量，也即为大众需求总数量，$\mathcal{U}$ 为［0，1］区间中抽取的均匀随机数。由于大众需求访问被安排在多天内进行，此时需要从当前解里找到已经为其安排服务的所有日期，撤销其中医护人员对该需求点的所有大众需求访问。

② 随机移除个性需求访问任务（*RnR-S*），即随机选择 $\mathcal{N}_S$ 个个性需求任务从当前解方案中删除。类似地，定义 $\mathcal{N}_S = \lceil n_S - \sqrt{(1-\mathcal{U})(n_S-1)^2} \rceil$，其中 n_S 为当前问题场景中服务的个性需求总数量。

③ 随机移除医护人员（*RnR-K*），即随机选择 $\mathcal{N}_K$ 个医护人员从当前解方案中删除。类似地，定义 $\mathcal{N}_K = \lceil n_K - \sqrt{(1-\mathcal{U})(n_K-1)^2} \rceil$，其中 n_K 为当前解方案中使用的医护人员数量，从而选中的人员在当前解中安排服务的所有需求点都需要被移除待重新分配。

（2）最坏移除（*worst removal*，*WR*）

该算子旨在删除该操作下对目标函数值影响最大的访问任务。将关于居民点 i 的访问从当前可行的多周期人员排班计划 $\boldsymbol{y}$ 中全部移除后，定义 $\Delta c(\boldsymbol{y},\mathrm{i}) = f(\boldsymbol{y}) - f(\boldsymbol{y} \setminus \mathrm{i})$ 为相应造成的整体成本变化。这种方式可能更容易选择那些大众服务任务，因为它们的移除往往会涉及多个工作日，从而对目标函数值产生更大的影响。通过逐个计算，将引起最大成本变化的节点从当前路线中删除，直到移除 $\mathcal{N}_L$ 个节点为止。

（3）相关移除（*related removal*，*ReR*）

应用该算子的关键是如何衡量当前解方案中两个节点之间的相关性，本章将两个居家医疗服务需求点相关性计算方法定义为 $\mathcal{R}(i,j) = \alpha t_{ij} + \beta |T_i - T_j| + \gamma ||K_i| - |K_j||$，其中 t_{ij} 用于衡量二者之间的行程时间关联度，$|T_i - T_j|$ 用于衡量二者的访问开始时间关联度，$|K_i|$ 代表技能资格足够为居民 i 服务的医护人员数量，进而可以通过 $||K_i| - |K_j||$ 衡量二者间服务需求的相似性，α、β 和 γ 分别是式中三项的对应权重。$\mathcal{R}(i,j)$ 越小，说明两个节点的相关程度越大，调整类似任务的访问更容易产生新的可行解，从而使用该算子从路线中删除 $\mathcal{N}_L$ 个相关性较强的节点放入集合等待重新分配。本章根据

相关问题的研究经验并结合适当的调参，设置上述算法中的相关参数 $\alpha=9$，$\beta=3$，$\gamma=4$。

2. 设计修复算子（*repair operator*）

下面所有修复算子操作以上述被部分破坏后的解方案 $\boldsymbol{y}'$ 作为输入，其中的一些已被移除等待重新分配的访问任务定义为集合 $N_{\mathcal{J}}$。在满足前述问题基本约束条件的前提下，按照相应规则将 $N_{\mathcal{J}}$ 中的访问任务重新分配给合适的医护人员以修复部分解方案 $\boldsymbol{y}'$，得到新的解方案记为 $\boldsymbol{y}^{\text{new}}$。由于大众服务包与个性服务包需求的服务运作特点不同，在执行重新安排任务的修复操作时，也需要根据任务类型分别做处理。

（1）贪婪插入（*greedy insertion*，*GI*）

该算子的原理是将 $N_{\mathcal{J}}$ 中的需求依次分配给当前 $\boldsymbol{y}'$ 中的某个医护人员的访问计划时，需要计算插入每个可行位置时的成本变化，选择成本增加最少的位置将任务安排进去。

对于个性化预约服务需求，由于服务只需要在指定的日期和时段内进行一次，因而只需针对相应工作日的既有访问路线，将其尝试插入这些路线的可行位置并观察服务成本变化，选择成本增量最小的位置确定为其新的访问计划。

而对于大众签约服务需求，由于要完成它必须跨越多个工作日，需要计算在满足决策期限 $\bar{\tau}$ 内约定的服务次数配额 R_p、访问日期最小间隔 D 的约束条件下，将需求插入多个工作日的若干访问路线的可行位置上，并计算相应的整体决策成本变化，这个过程是相当复杂的。针对破坏后的部分解中存在的不同典型场景，并结合 4.3.2 中提出的相关大众需求人员配置策略，可以按照如下规则步骤依次尝试给尚未安排的大众需求制订多周期访问计划以完成解的修复。

① 对于当前需要 p 类型大众服务的居民 $i\in N_{\mathcal{J}}$，将整个和预测规划期划分为 R_p 个时段，在每个时段内都必须安排人员进行一次服务访问，即它在配额内的第 h 次访问日期 T_i^h 需要满足 $T_i^{h-1}+D\leqslant T_i^h\leqslant\bar{\tau}-(R_p-h)\times D$，其中 $h=1,\cdots,R_p$，并初始化 $T_i^0=1-D$。

② 在第一个时段内各个工作日所启用的医护人员中，找到技能类型与当

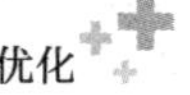

前需求相符的医护人员，并尝试将需求点插入路线的可行位置，选择成本增加最少情况下的人员作为给该需求进行长期大众服务的人员。

③ 对于后续各时段，将需求优先插入首次分配的访问人员路线上。若当前对应的部分解中不存在为其首次安排的人员，则安排资质符合的当前启用的其他医护人员临时完成本次大众需求访问服务，并且在计算目标值时相应增加本次临时换人产生的满意度损失成本 c^w 。由此便可进一步方便在各个日期时段内及时高效地构造当前大众需求可行的访问计划集合，减少不可行解的生成，提高插入修复操作的效率和效果。

（2）第 m 后悔值插入（*m-th regret insertion*，*RI-m*）

该算子操作在上述贪婪式算子修复操作的基础上，在选择要插入的需求点时整合了一种前瞻信息。首先，对于当前待安排需求集合中的每个节点 $i \in N_J$，计算将其尝试插入当前部分解方案的各路线时造成的目标成本增量，按照由少到多进行优势程度排序，并定义 $f_\nabla(i, m)$ 为将节点 i 选择插入排名为第 m 的路线最优位置时路线成本的增加值。从而 *RI-m* 算子操作被定义为基于每次迭代的后悔程度 m ，选择 $f_\nabla(i, m)$ 与插入排名最优路线的最优位置成本增加值 $f_\nabla(i, 1)$ 差距最小的需求点，作为当前迭代修复的节点 i^* ，即 $i^* = \mathrm{arg}max_{i \in N_J}\left\{\sum_{l=1}^{\min\{m, n_i\}}(f_\nabla(i, l) - f_\nabla(i, 1))\right\}$ ，其中 n_i 是当前有资格为该需求点服务的医护人员所对应的路线总数。本章中采取 *RI*-2，*RI*-3，*RI*-4 和 *RI*- n_i 来进行实验。

3. 禁忌搜索过程

当 ALNS 搜索过程在设置的循环周期内未能找到更好的解决方案时启用禁忌搜索过程，从算法当前得到的可行解 $\boldsymbol{y}$ 开始，通过探索局部解空间来搜索更好的可行解，不可行的解方案也可以作为两个不相连的可行区域之间的桥梁，实现更大范围更为全面的局部搜索，最终返回优化的可行解以支持后续大规模搜索过程的进一步深入。当目前算法运行求解的非改进迭代累计次数 it_{noImp} 超过设定的阈值 $it_{maxNoImp}$ 时，禁忌搜索过程就会终止。禁忌搜索的关键步骤如下：

步骤 1：初始化 $it_{noImp}=0$，令当前 ALNS 得到的最优解 $\boldsymbol{y}^* = \boldsymbol{y}$ 和最优目标

值 $f(\boldsymbol{y}^*)$ 。

步骤 2：当 $it_{noImp} < it_{maxNoImp}$ 时，对当前解 $\boldsymbol{y}$ 进行非禁忌邻域变换操作，得到若干邻域解，选用其中目标值改进最优的方案作为新解 $\boldsymbol{y}'$ 。

步骤 2.1：判断新解 $\boldsymbol{y}'$ 与当前最优解 $\boldsymbol{y}^*$ 的优劣：

如果 $f(\boldsymbol{y}') < \mathrm{f}(\boldsymbol{y}^*)$ ，则不考虑相应操作是否被禁忌，更新 $\boldsymbol{y}^* = \boldsymbol{y}'$, $it_{noImp} = 0$；

否则，新解未对当前最优解做出改进，$it_{noImp} = it_{noImp} + 1$。

步骤 2.2：将所用操作加入更新禁忌表，令下次迭代初始解 $\boldsymbol{y} = \boldsymbol{y}'$ ，返回步骤 2。

步骤 3：结束禁忌搜索过程，输出局部优化后的最优解方案 $\boldsymbol{y}^*$ 返回 ALNS 过程。

从当前解中移除某条弧时，它将被标记为下一个 $it_{maxNoImp}$ 迭代周期内的禁忌边，相关的邻域变换操作在期间不允许执行。通过这种方式，可以防止算法重新搜索以前已经生成过的方案，提高搜索效率，促进算法对局部区域更加全面彻底的探索。当新获得的解比当前局部最优解的目标值更优时，就允许接受对应的操作结果。与前文设计的大规模邻域搜索算子设计类似，该过程使用的局部搜索算子针对各路线的各访问点执行互换和重定位等操作尝试生成更优的可行解。

4. 算子权重和评分调整过程

基于上述定义的破坏和修复算子类型，对应构建操作算子组合并表示为 (d, r) ，则可知 $d \in \{RnR, WR, ReR\}$ ，$r \in \{GI, RI-m\}$ ；同时为每对算子组合设置相应的权重 w_{dr} 和评分 s_{dr} ，初始化时将所有算子组合中的权重设置为 1，评分设置为 0。

随后，在算法迭代搜索过程中采用轮盘赌策略选择要使用的路线操作算子组合 (d, r) ，相应概率的计算公式为 $\rho_{dr} = w_{dr} / \sum_{d'=1}^{n_d} \sum_{r'=1}^{n_r} w_{d'r'}$ ，其中 n_d 和 n_r 分别代表算法定义的破坏和修复算子的总数量。并且，还需按照 $w_{dr} \leftarrow (1-\in) w_{dr} + \in s_{dr} / \theta_{dr}$ 的更新规则动态调整相应算子组合的权重，其中 $\in$ 作为反应系数控制着权重的调节步长，θ_{dr} 代表该算子组合当前已被调用的次数。

与此同时，在每次完成选定算子组合 (d, r) 的操作后还需计算相应评分

s_{dr} 来衡量其改进路线质量如何：如果使用后产生的新解 $\boldsymbol{y}^{new}$ 优于当前的全局最优解 $\boldsymbol{y}^*$ ，就将其对应的评分 s_{dr} 值增加 σ_1。相反地，如果 $\boldsymbol{y}^{new}$ 并未改进 $\boldsymbol{y}^*$ ，但却局部改进了当前的路线解 $\boldsymbol{y}$ ，就将评分增加 σ_2；如果新解 $\boldsymbol{y}^{new}$ 比当前的解方案差 y 但符合设定的对于新解的接受条件，就将评分增加 σ_3；若上述情况皆不满足则评分不变。本章根据已有研究经验并结合本章问题相关典型研究场景做适当的调参，设置上述算法中使用的相关参数取值为 $\sigma_1=33$，$\sigma_2=9$，$\sigma_3=13$，$\in=0.1$。

5. 新解接受与算法终止条件

为了避免邻域搜索过程过早地陷入局部最优，本章受到模拟退火框架的启发，进一步设计为邻域搜索过程赋予基于时变且逐渐趋于零的概率突跳性，对算法过程中是否要接受得到的新解进行判断，从而实现最终趋于全局最优的有效算法。

具体地，定义模拟退火初始温度 $\hat{t}=-\dfrac{\hat{\omega}_t}{ln0.5}f(y^{ini})$ ，其中结合研究经验和本章问题典型研究场景做适当的调参，设置其中的系数取值 $\hat{\omega}_t=0.05$，表明以 0.5 的概率接受比初始解 $\boldsymbol{y}^{ini}$ 所对应函数值 $f(\boldsymbol{y}^{ini})$ 差 5%的解；并设定每次迭代后温度降低系数 $c=0.995$，即 $\hat{t}_{it}=\hat{t}_{it-1}\times c$ 。对于邻域搜索生成的新可行解 $\boldsymbol{y}^{new}$，设定算法对新解的接受概率为 $e^{-(f(\boldsymbol{y}^{new})-f(y))/\hat{t}}$ ，若随机产生［0，1］范围的均匀随机数值大于此概率值，则用新解 $\boldsymbol{y}^{new}$ 取代问题当前的解决方案。当算法达到规定迭代的最大次数 it_{max} ，或当它在指定的有限循环次数 $it_{maxNoImp}$ 之内没有实现新的改进时，寻优过程就会终止。

4.5 算例实验及结果分析

基于成都市武侯区某社区家庭医疗机构的签约式家庭医疗服务实践，针对居家医疗人员服务能力配置管理难题展开研究，相关基本情况如 1.2 节所述。本节将进一步结合居家医疗实践具体特点，设计数值实验验证本章所提出相关医护人员服务调度优化方法的有效性。为了更加全面地对本章提出的决策优化思想方法进行验证，本章在实际签约式社区居家医疗服务运作调研信息背景下，同时参考相关权威研究中对医护人员专业资格和居民需求特征等参数的设置规则，设计丰富的实验内容从多角度对所提出的方法进行测试与分析。此外，还通过敏感性分析实验深入分析场景变化下的算法优化结果，为签约式社区居家医疗人员服务运作优化提供管理启示和决策建议。

4.5.1 实验设计及参数设置

由于居家医疗服务运作过程的复杂性，当前实际中医疗机构制订医护人员的服务调度计划大多仍基于人工经验估计，尚未对智能化决策方法进行大规模开发和普及，导致详细完整的实际运营数据难以获取，案例较为局限；并且本章所研究的问题在现有相关文献资料中也并未有基准数据作为研究结果的标准参照。因此，为了更加全面地对本章研究所提出的决策优化思想方法进行验证，下文还需进一步结合调研的成都市武侯区示范性社区居家医疗机构服务运作实际，同时遵循敏感信息保密性要求，对相关业务信息数据特征等进行分析和适当扩展，并合理设置参数值来进一步适应所研究的问题，从而开展广泛的数值实验研究来验证算法性能，帮助探索总结管理启示。

本章所研究的人员配置决策周期为 $\bar{\tau}=14$ 天，相关参数设置如下。后续实验中也会进一步针对这些参数进行敏感性分析，研究它们对算法性能和业务运作效果的影响规律。

1. 签约居民需求点分布设置

根据图 1-2 所示的本书所调研社区居民居住地情况，可归纳出三种较为典型的需求点位置分布形式：随机均匀分布（R）、聚集分布（C）和二者混合分布（RC）。当前许多关于家庭医疗服务调度管理的学术成果基于有关带时间窗车辆路径问题的 Solomon 基准数据集设计扩展实例，对相应问题研究提出的求解算法实现了较为全面的测试。该数据集按照需求点的地理位置分布规律，将算例划分为三类，见图 4-4；并且其中还提供了包括客户需求的时

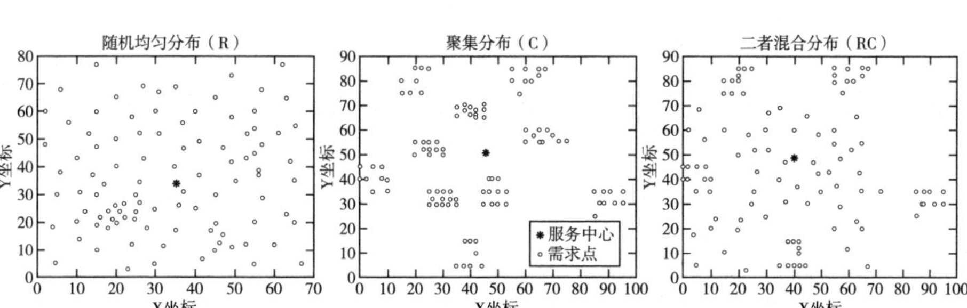

图 4-4 需求点典型分布形式示意

间窗、服务时长等丰富多样的供需配送信息。这些各具特点的设置恰与本书调研的居家医疗服务问题典型场景基本一致，因而可以从中提取需求点和配送中心的地理分布数据作为本书测试实验中的签约居民服务需求点和医疗服务机构位置，为本研究开展广泛的数值实验提供支持，从而更加全面地测试算法性能。

进一步地，根据需求点的地理位置数据可以计算从居民 i 到居民 j 的欧式距离，作为医护人员服务访问路线的行驶距离，并且设置它在数值上等于人员通过这段路径的行程时长 t_{ij} 。对于社区医疗服务机构，其每日开放时段对应于数据集中起点的时间窗，同时其时间窗长度也表示医护人员每日的工作时长上限。

2. 居家医疗服务人员技能资格设置

由于高血压和糖尿病是社区老年人常患的慢性病，因而针对这两类典型的大众服务包项目，并对应设定医护人员的技能资格类型标记集合为 $\mathcal{P}=\{1, 2\}$。它们的签约费用相同，但具体服务内容上有所差别，表 4-1 详细设置了关于各类型大众服务包合同约定的医护人员访问规定。合约内容制定时为了确保相对公平性，服务时长较短的服务项目类型对应的访问次数配额也较多。另外，根据居民的个性化需求情况，每种大类服务也提供不同专技水平的人员供居民按需预约上门服务，例如血/尿常规、血糖、血脂、心电图等体格检查，以及慢性病用药输液、导尿、压疮护理等医疗服务。每种类型医护人员进一步根据其专业技术资格水平，由低到高划分为初级、中级和高级这三级并标记为 $\mathcal{Q}=\{1, 2, 3\}$，且编号大的资格水平可以向下兼容编号小的服务技能水平需求。特别地，由于大众服务包提供的医疗服务项目较为基础简单，因此设定签约居民的大众需求服务由类型相符的初级水平（$\mathcal{Q}=1$）医护人员即可完成。

表 4-1　大众服务包居家服务参数设置（周期为 14 天）

参数	类型 1	类型 2
平均服务时长 s_p（min）	15	30
访问次数配额 R_p（次）	4	2
连续访问最少间隔期 D（天）	3	3
临时更换人员满意度损失成本 c^w（元/人次）	20	20

注：类型 1 例如高血压相关医疗服务包，类型 2 项目例如糖尿病相关医疗服务包。

3. 签约居民居家医疗需求设置

家庭医疗服务机构可提供的居家医疗服务内容与其医护人员的专业资格相一致。社区所有经评估确有必要进行居家医疗服务的居民与医疗机构签订了大众服务合约，各种类型的占比为 $\delta_p(p\in\mathcal{P}$，且 $\sum_{p\in\mathcal{P}}\delta_p=1)$，根据表 1-1 中关于糖尿病服务包和高血压服务包签约的实际调研情况，实验中相应设置 $\delta_1=\delta_2=50\%$。对于居民根据自身状况所额外预约的个性化居家医疗需求，设决策期 Γ 内每个工作日需要服务的各种类型和专技层次的个性化需求比例为 $\varphi_{pq}^t\in(0,\ 0.2)$，其中 $p\in\mathcal{P}$，$q\in\mathcal{Q}$，$t\in\Gamma$；并且居民申请的访问时段，即硬时间窗 $[e_i,\ d_i]$ 和软时间窗 $[e_i,\ l_i]$ 是根据数据集中提供的需求点时间窗数据来对应设置。考虑到服务过程的实际时长可能由于居民病情状况不同存在波动，因而在表 4-1 关于项目平均服务时长及其他相关实践调研数据基础上，设置每个需求点服务时间是相互独立的随机变量，两种类型项目的服务时长分别在服从正态分布 $N(15,\ 1.2^2)$ 和 $N(30,\ 1.8^2)$ 的范围内随机生成且取整，并基于蒙特卡洛法将服务时长在多次情景模拟中取平均值，从而测试本章所提模型算法应对不确定情形的可行性和性能效果。

4. 医护人员服务调度成本设置

结合社区医疗机构雇用医护人员实际情况，派遣医护人员的固定成本（如基本工资）是医疗机构的居家医疗服务主要运作支出，金额相对较高；同时，专技水平较高人员的相关服务成本也较高。因而将技能水平为 1、2、3 级医护人员派出的固定成本分别设为 200、200 κ_1 和 200 κ_2，单位行程成本设定为 0.5、0.5 κ_1 和 0.5 κ_2，其中 κ_1 和 κ_2 表示成本系数。本节基础实验中结合相关业务运作实际设置 $\kappa_1=2$ 和 $\kappa_2=3$，即专业技能水平为 1、2、3 级的医护人员的固定派遣成本分别为 200 元、400 元和 600 元，单位行程成本依次为 0.5 元、1.0 元和 1.5 元。随后也将在后续章节进一步讨论成本系数的不同取值对各类医护人员配置结构的影响。

5. 实验运行环境设置

实验程序代码运用 MATLAB R2020a 软件平台对所设计的优化算法进行编写实现，在 PC 机（CPU：IntelR Core^{TM} i7-8700 CPU @ 3.20GHz；内存 16GB；操作系统：Windows 10）上运行，所有结果基于 30 次随机运行计算平均值得到。此外，为了进一步验证所设计算法在求解质量和运算效率方面的优势，利用商业求解器 CPLEX 12.7 精确求解问题模型，它在学界经常作为评价算法性能的比较基准，并在实验中将其相对误差容忍度值设为 1e-4 作为模型运算的停止标准。

4.5.2 算法性能结果分析

1. 对比算法求解多种规模算例结果分析

（1）较小规模算例求解精度分析。首先，为了验证本章设计算法优化的精度效果，将采用所提 ALNS-TS 算法求解问题的结果与使用 CPLEX 精确求解器的情况作比较，对比结果见表 4-2。每种规模的算例根据上节介绍的数值实验设计情况生成了 56 个例子，计算时间限制为 3600 秒，其中列“n”代表算例中居民点总数量。考虑到经初步测试发现，当算例规模超过 25 时，CPLEX 求解器已经很难在规定的时间内精确求解，因而为了在表中呈现更有意义的对比结果，此处实验主要基于较小规模（n=5/10/15/20/25）的算例进行了测试。

同时，表中还根据不同测试方法的特点，设置了相关统计指标来展示相应方法的性能效果。对于求解器 CPLEX 的计算结果，在相应规模算例的运算时间限制内，主要统计了其未能解得全局最优解的算例数（“Uns”）以及有效结果的平均计算时间（“Time”，单位：秒）。对于所提出计算近似最优解的启发式算法 ALNS-TS，为了验证结果精度，表格中还统计了其解得目标值相较于 CPLEX 求解结果的平均相对误差百分比（“Gap”，单位:%），每一项根据 $\frac{Obj_{AT} - Obj_{CL}}{Obj_{CL}} \times 100\%$ 计算表示，其中 Obj_{AT} 为所设计算法求解目标值，Obj_{CL} 为 CPLEX 求解目标值。由此还可进一步记录其中的误差极值的情况，包括结果优于 CPLEX 解的算例数量（“Imp”）和其中最优值的提升比率（“I. Gap”，单位:%）、结果劣于 CPLEX 解的算例数量（“Det”）和其中最劣值的差距比率（“D. Gap”，单位:%），从而若所提算法得到的优化值更小，则提升比率为负值，否则相应差距比率值为正值。此外，表格的最后一行还统计了各指标值在所有测试实验下的整体平均值情况（“Avg. Total”）。

表 4-2　算法优化精度结果对比

n	CPLEX		ALNS-TS					
	Uns	Time	Gap	Imp	I. Gap	Det	D. Gap	Time
5	0	1525. 8	1. 58	0	0	7	1. 52	236. 1
10	0	1810. 0	1. 66	0	0	15	1. 83	398. 0
15	28	2409. 7	0. 35	15	-3. 06	18	2. 61	519. 6
20	42	3072. 1	-2. 24	33	-5. 82	14	1. 25	683. 2
25	56	3600. 0	-3. 60	56	-5. 18	0	0	778. 3
Avg. Total	25. 2	2726. 5	-1. 24	20. 4	-2. 78	11. 2	1. 36	532. 8

由表 4-2 的结果可知，ALNS-TS 算法优化结果的平均质量与 CPLEX 精确解相比较为接近，ALNS-TS 算法总体平均误差值（Gap）为-1. 24%，这表明该算法在当前较小规模实验下，整体上相比起 CPLEX 的求解效果甚至实现了小幅度提升。

具体地，在 $n=5$ 和 $n=10$ 的简单情形下，所提算法除了未对少数算例（Det）解到最优结果外，且最大差距（D. Gap）也不超过 2%，大部分都实现了最优性。随着服务点数量及问题复杂性增加，CPLEX 逐渐难以在规定时间内完成精确求解（Uns），而 ALNS-TS 算法却在越来越多的例子上（Imp）获得了更优的结果（I. Gap）。

此外，在运算时间方面，ALNS-TS 算法始终体现了更为显著的优势。在相同算例规模下 CPLEX 需要花费数千秒的计算时间，并且当访问居民需求点数量超过 25 个以后已无法在规定的时间内完成求解；而对于 ALNS-TS 算法仅花费数百秒便获得了质量相近的可行方案，为所有测试算例都求得了满意解，从而进一步展现了算法设计的合理性和可行性。

（2）较大规模算例优化效果分析。考虑到表 4-2 实验显示 CPLEX 基本难以解决较大规模的算例，因而为了进一步测试所提算法性能，采取常用的同类型启发式方法即 ALNS 算法和 TS 算法来进行对比实验。结合现实中该社区医疗机构服务规模和服务半径等不同运作情形，将数据划分为多种规模算例进行测试，每个算例运行 30 次，记录平均结果见表 4-3。除时间指标外，还定义了算法结果的平均标准差（“Dev”，单位:%），以及算法目标值相较于最优结果的平均差距百分比（“rGap”，单位:%），每一项根据 $\frac{Obj_{cur} - Obj_{best}}{Obj_{best}} \times 100\%$ 计算表示，其中 Obj_{cur} 为当前算法求解目标值，Obj_{best} 为三种算法之中解得该算例的最佳目标值。

由表 4-3 中结果可知，ALNS-TS 算法优化结果在所有算例上均比另外两种算法表现更好，求解目标值相比于 ALNS 算法和 TS 算法的结果平均分别提升了 4.79%和 6.91%；并且三种算法目标值优化结果的平均标准差依次分别为 2.29、4.09 和 5.01，体现所提出算法具有更高的稳定性。此外，由于 ALNS-TS 算法加入了禁忌搜索和多样化操作的过程，因而求解时间方面虽然 ALNS 略有优势，但差距也在可接受范围内；并且随着问题规模复杂性和求解难度的增加，ALNS-TS 算法搜索策略设计效果和收敛性优势更加凸显，从而体现出所提算法的有效性和实用价值。

表 4-3 启发式算法优化结果对比

n	ALNS-TS			ALNS			TS		
	rGap	Dev	Time	rGap	Dev	Time	rGap	Dev	Time
25	0	1.49	778.3	1.65	1.67	720.5	1.78	2.04	900.8
50	0	1.92	1863.2	2.88	3.04	1607.5	3.51	4.10	2074.9
75	0	2.56	3353.7	5.90	5.21	2916.3	8.74	5.95	4163.4
100	0	3.17	4393.6	8.72	6.44	3796.3	13.59	7.94	5832.6
Avg. Total	0	2.29	2597.2	4.79	4.09	2260.2	6.91	5.01	3242.9

2. 多种约定访问频率算例结果分析

为了进一步测试算法应对不同情形的大众需求服务约定的效果，实验基于表 4-1 中关于大众服务包的访问次数配额 R_p 和连续访问最少间隔期 D 进行了适当设置和调节，以确保计算过程能够产生一定数量的可行解；并且考虑到类型 1 的合约服务项目比起类型 2 更为基础简单，服务时间更短，因而为了确保合约制订内容的相对公平性，不同算例实验在调节访问次数配额 R_p 时也相应设置 $R_1 > R_2$。此外，为避免算法在求解较大规模算例时，需求点整体属性复杂度随之增加而造成既定决策期内可行解寻优空间相对有限，因而本部分实验也为较大规模实验适当延长了规划周期。

多种访问频率和任务规模下实验结果见表 4-4。表中前三列提供了关于两种大众服务在决策期内约定的访问配额和最少间隔期设置信息，其余分三部分统计了三种规模和决策周期内相应参数设置下解方案优化的平均目标值（“Obj”）和平均运行时长（“Time”），以及衡量人员分配服务一致性程度的指标（“Chg”），它的含义是在进行多周期人员配置时，为了权衡确保整体运作效益，允许临时更换为居民首次分配的大众需求服务人员，因而设置该指标用于统计决策期内发生人员更换的总次数结果平均值。

从表中结果可以更加明显看出，关于算法的求解性能，对于设置的最大规模（$n=100$）的算例，算法也可以整体实现在平均 3852 秒内完成求解；并且即使在最复杂的访问频次场景下也花费 5641 秒的时间就能完成，从而进一步表明了所提算法的适应性和有效性。

表 4-4　多种访问频率和任务规模的算例求解结果

R_1	R_2	D	$n=25$, $\bar{\tau}=14$			$n=50$, $\bar{\tau}=21$			$n=100$, $\bar{\tau}=28$		
			Obj	Time	Chg	Obj	Time	Chg	Obj	Time	Chg
2	1	2	2039.9	559.0	10.4	4158.7	1258.0	18.3	7414.0	1964.3	28.8
3	2	2	2240.5	654.3	18.3	4659.6	1456.6	31.9	10459.8	2779.4	43.6
3	2	3	2191.8	722.6	14.9	5979.7	1796.1	26.6	8977.2	3106.4	41.9
4	3	2	2734.8	902.3	29.3	6700.4	2169.0	43.8	11759.0	4266.5	57.3

 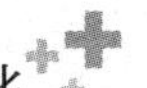

续 表

R_1	R_2	D	$n=25$, $\overline{\tau}=14$			$n=50$, $\overline{\tau}=21$			$n=100$, $\overline{\tau}=28$		
			Obj	Time	Chg	Obj	Time	Chg	Obj	Time	Chg
4	3	3	2447.4	860.1	24.5	6096.0	2027.2	37.0	9498.7	4550.0	51.2
5	2	1	3039.0	1097.5	47.3	6286.4	2509.5	54.3	9475.8	4830.9	65.8
5	3	2	3366.8	915.4	31.3	6739.6	2418.2	54.9	12785.5	5024.8	62.8
5	4	3	-	-	-	7454.9	2878.7	60.8	12935.3	5640.8	73.1
5	4	4	-	-	-	-	-	-	11222.5	5220.5	67.9

注：“-”表示该设置下的决策期工作总量超出能力限制，故相应算例不做求解。

除此之外，从不同场景设置下的运作结果方面来看，一方面，当合同约定的访问次数配额 R_p 增加时，医护人员在决策时段内的服务运作压力也变大了，因而管理者可以通过增派人员来确保服务承诺的充分完成，相应运作成本也会随之提高；同时，也可以注意到有的情况下人员一致性指标（Chg）相较于其他类似规模和场景设置下的 Chg 结果偏高，说明这种情况下通过为某些大众需求临时更换既定人员，可以有效地控制整体业务运作成本，但这样可能会影响居民接受服务的满意程度，在模型里也相应通过设置服务人员临时更换的满意度损失成本 c^w 来刻画管理者的决策偏好，方法在实际应用时可以通过改变该系数值来获得符合管理者的服务价值取向的人员配置方案。

另一方面，当连续两次大众需求服务的最少时间间隔 D 增加时，人员配置和服务压力也会相应减缓，从而帮助有效控制运作成本，同时也在一定程度上避免了小间隔期大众需求服务人员更换较为频繁而对服务满意度造成负面影响的情形。基于上述分析，本章研究同时也可帮助家庭医疗机构根据其服务价值取向，科学灵活地制定关于居家医疗签约服务的合约内容，为实现高质量的居家医疗健康管理和运作成本的有效控制提供相关的参考和决策支持。

4.5.3 敏感性分析及管理启示

为了进一步对大众与个性综合需求下的居家医疗人员服务能力配置的关

键要素进行分析，得到在相应因素影响下本章所提方法优化结果的相关指标变化趋势，帮助决策者在相应场景下对居家医疗人员服务计划进行有效配置和管理。本部分主要针对人员长期服务一致性和决策目标偏好开展敏感性数据实验测试分析。算例采取较为典型的 50 规模，相关参数在 4.5.1 节的设置基础上根据分析侧重点的不同进行相应的调整。

1. 服务连续性策略的影响分析

结合大众居家医疗服务与个性居家医疗服务需求的不同性质特点以及兼顾整体业务运作效果，本章研究问题针对性地设计了医护人员连续性访问规则，即大众需求服务需要尽量确保后续为居民安排的医护人员与为其首次分配的人员一致，同时为了增强决策灵活性，也允许大众需求服务人员的临时更换，并设置用于反映服务满意度损失的成本系数作为优化目标的一部分；而个性化需求由于类型丰富且服务及时性要求较高，因而对其服务连续性未作要求。

在本部分实验中，为了进一步探讨医护人员连续性配置对决策期内实现的整体服务效果和运作成本控制等方面的影响情况，设置了四种人员配置连续性策略进行分析实验，并将参与大众服务包需求服务的医护人员简称为“长期人员”，参与个性化需求增值服务的人员简称为“短期人员”，具体内容如下。

策略 1：长期人员安排尽量一致，不一致时产生惩罚成本，而短期人员一致性不作要求（即所提出策略）。

策略 2：服务配额较多（类型 1）的长期人员安排必须遵循一致性，配额较少（类型 2）的长期人员安排尽量一致，否则产生惩罚成本，而短期人员一致性不作要求。

策略 3：大众需求与个性需求服务全都遵循人员分配一致性，其中对于短期需求，若类型与其签约的长期需求一致，且为其分配的长期人员专技水平也足以满足其需要的水平，则安排其对应的长期人员来进行此项短期服务从而实现一致性要求。

策略 4：人员配置时不需遵循一致性，长期人员临时更换的成本不计入目标值，但进行记录。

采取上述不同服务人员连续性配置策略下的相关平均运作成本和人员平均配置数量的对比结果见图 4-5。

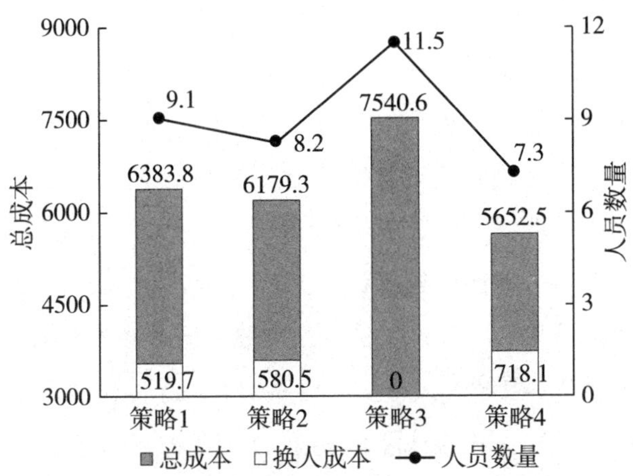

图 4-5　不同连续性策略下的人员配置效果变化

从图 4-5 中结果可以发现，采取相较于本章设置更为宽松的医护人员服务连续性配置策略（2 和 4）的运作方式相应带来了成本和人力的节约。尤其对于策略 4 不考虑人员一致性时，只需满足服务需求的特性本身来对人员工作安排进行高效整合，其成本得到了有效控制；然而相应地，人员频繁更换降低了与服务对象的熟悉程度，并不利于促进对居民的长期健康管理质量。

而对于其他三种策略，在增加了人员安排一致性约束后，运作成本和人力需求都有了不同程度的增加，其中最为严格的一致性策略 3 成本和人力的需求量也是最多的，但此时它的长期人员临时更换成本为 0，确保了每个居民在签约服务期内的同类需求都由同一个医护人员服务，有利于增强医患信任感和提升服务效果。策略 4 尽管运作资源总体消耗最低，但实验过程记录的人员更换惩罚值却是最高的，医疗机构需要在决策时结合其长远发展利益进行谨慎权衡。

本章研究中采取的策略 1 在总运营成本、人力需求和服务满意度上都达到了较为均衡的结果，尽管比起策略 2 在运作成本上略有增加，但是也相应提升了居民对于服务频次较低的大众服务包项目的满意度，确保了长期基础健康服务管理的质量。综上所述，医疗机构管理者在制订居家医疗人员配置计划时，需要从服务宗旨、社会责任、经营效益、发展愿景等方面综合权衡进行决策。

2. 目标成本构成的影响分析

本章模型定义的目标函数式（4.1）依次由三方面的成本构成：①人员启用的固定成本；②访问路线成本；③临时更换长期服务人员造成的居民满意度损失成本，相应参数 c_q^f 、c_{ij} 和 c^w 的设置反映了家庭医疗服务机构管理者的价值取向与决策偏好。本部分则通过调节运作成本的构成情况来进一步探究和发掘相关的决策规律。具体设置了 7 组实验进行了测试，结果见图 4-6，纵坐标轴上利用上述代号①至③标记了每组的目标成本组成情况。在模型求解优化时将目标函数设置为相应成本结构下的计算式来引导算法寻优过程。此外，为了对不同决策偏好下的运作方案效果进行较为全面的分析，实验过程中对于原模型定义的三类成本依旧进行完整记录，并在图中将相应设置下的非目标成本费用进行阴影标记以示区分。同时，图象中还用加粗框线突出显示不同目标维度之中的较优结果。

图 4-6 结果表明，本章针对研究问题构建的模型目标以及设计的优化算法，在多方面决策价值维度上整体获得了优势地位。具体而言，本部分研究对应目标值结构［①，②，③］在三类成本总和方面仅略次于成本结构设置［①，②］，通过各类成本的详细比较可以发现主要原因是本章考虑了人员服务连续性因素，从而导致人员总数的上升和相应成本①的增加；但相应地，本章设置下的人员临时更换较少，将使得居民长期接受基础大众服务的满意度也更优，考虑到家庭医疗服务机构的运营宗旨和社会责任，这方面的少量代价付出其实是值得的。

与此同时，本章设置下的计算结果也实现了出访服务路线的较好优化，虽然相比起其他着重于优化路线成本②的实验组结果并不是优的，但差距在可接受的范围内，实现了整体运作开销的有效控制，并且也在一定意义上表明适当宽松的人员配置结构在加强服务连续性及其质量的同时，也将对人员调度效率起到一定程度的促进作用。对于其他较为单一的成本目标设置下，算法在其引导的价值方向上实现了较好的优化结果（加粗框线所示），然而从

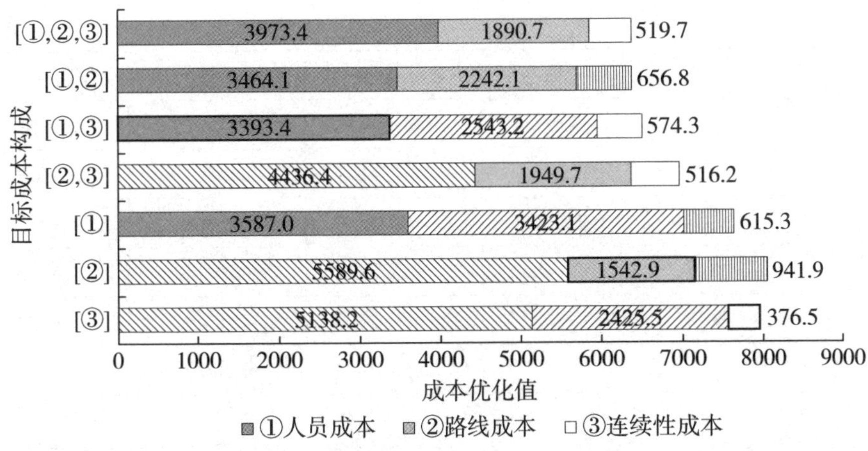

图 4-6　不同目标成本构成下的结果变化

整体的运作层面上看却造成了许多额外的成本开销和服务效果的负面影响，因而在决策时还是需要从更加广泛全面的角度对问题进行分析解决。本部分实验结果不仅体现了本章研究问题优化目标设置的合理性，同时也展示了算法在不同决策价值取向下的适应性和有效性。

3. 时间相关不确定性的稳健性分析

在实际的服务操作中，医疗服务人员可能会遇到不可预见的不确定因素，这会打乱既定计划，有必要对人员配置调度方案实施的稳健性提出更高的标准。因此，本部分考虑了与时间相关的不确定性场景，包括服务持续时间变化和行驶时间的变化。实验中相应调整每个患者的服务时长，增减幅度从 0 到 50%，以评估实际时间与估计时间之间的偏差对目标值的影响。表 4-5 中的结果表明，本章提出的模型和方法能够较好地适应时间偏差，提供可行的决策方案。

表 4-5　目标值在不同场景下随时间的变化结果

时间偏差（%）	服务时长不确定		行驶时间不确定	
	Obj	Gap（%）	Obj	Gap（%）
-50	5560. 2	-12. 90	5690. 6	-10. 86
-30	5787. 1	-9. 35	5837	-8. 57

续 表

时间偏差（%）	服务时长不确定		行驶时间不确定	
	Obj	Gap（%）	Obj	Gap（%）
-10	6102.5	-4.41	6158.3	-3.53
0	6383.8	0	6383.8	0
10	6591.4	3.25	6598.1	3.36
30	7108.9	11.36	7016.9	9.92
50	7474.5	17.09	7297.3	14.31

对于服务时长不确定场景，服务时间缩短50%后，意味着服务效率提升，相应的平均运作成本降低了12.90%。反之，延长50%的服务时间会导致平均成本增加17.09%，这可能是由于当日诊治的病人数量减少，影响了服务的一致性，导致患者对服务的不满增加；另一方面，由于需要增派人手，也大大增加了医护人员的工资成本。

对于行驶时间不确定场景，具体通过调整实验数据里访问点之间的欧几里得距离来控制行驶时间。结果发现，当医护人员上门访问的行驶时间减少时，与距离相关的成本和人员成本都会降低；当行驶时间减少50%时，平均成本会降低10.86%。而当行驶时间增加时，会导致上述运作成本的增加，实验中平均成本最多上涨了14.31%。此外，与服务时间的偏差对成本的影响相比，与不确定的旅行时间相关的成本受偏差的影响较小。这可能是因为问题中距离成本在总成本中所占比例相对较小。

4.6 本章小结

本章研究了签约式社区居家医疗人员服务能力配置问题，决策目标是针对社区居民与医疗机构长期签订的多种居家医疗服务项目，综合制订各类专业资格类型医护人员的多周期配置计划，即为签约居民分配合适的医护人员及合理安排访问时间。具体地，通过分析基础型大众服务包和增值型个性化服务包这两类居家医疗项目特性，以及相应的医护人员服务规则，抽象刻画问题变量极其复杂关系，从而建立了多周期人员配置规划模型，并对模型的复杂性和可行解构造等方面的难点进行了细致讨论。为了快速得到高质量决策方案，融入问题特性提出基于自适应大规模邻域搜索和禁忌策略的混合启发式求解算法。设计了实验性能相关测试指标，并结合业务运作实际进行了关键因素的敏感性分析实验，得到的主要结论和建议如下。

（1）所设计算法在应用于小规模需求下的问题场景时，可较为快速地求得相较于专业求解器所获精确结果的相近方案。而随着问题规模的增大和复杂性增加，求解器计算能力有限，通过进一步将设计算法与同类型启发式算法优化结果比较，其仍能在合理的时间内获得质量更优的满意解，从而验证了所提算法的可行性和有效性。

（2）大众服务包所承诺项目的访问次数配额和间隔期限制不仅确保了服务质量，也给医护人员配置访问计划的安排带来了压力；并且个性化需求服务时间的严格限定造成人员分配复杂性进一步增加。伴随着访问次数配额的增加或间隔期缩短的长期服务项目，在决策周期内优化护理任务综合分配方案的同时，增派人员也有助于充分完成服务承诺。家庭医疗机构应当根据签约总体情况综合搭建符合实际需求的多层次医护人员梯队。

（3）为居民长期安排相同的医护人员有助于增强医患联系，从而促进健康管理效果，但相应也导致了人员配置方案灵活性的下降。在优化整体的人员配置成本时，可以通过设置医护人员临时更换导致的服务满意度损失成本系数来刻画人员分配一致性程度，根据医疗机构的服务价值取向调节系数取值，帮助服务质量与运作成本的权衡决策优化。

（4）针对多周期人员分配一致性的策略敏感性分析结果表明，采取较为宽松的一致性配置策略的运作方式有助于人力资源的高效整合和运作成本的有效控制；然而相应地，人员更换情形的增加也不便于与服务对象的信任关系的建立。研究中设计的大众化项目服务一致性与个性化项目服务灵活安排的医护人员配置策略，在总运营成本、人力需求和服务满意度三方利益主体目标上都达到了较为均衡的结果，可以促进提升长期健康服务管理的综合质量。此外，关于服务运作时间的稳健性测试也展示了求解方案对实际服务过程中不确定因素的灵活适应性和运行稳定性。

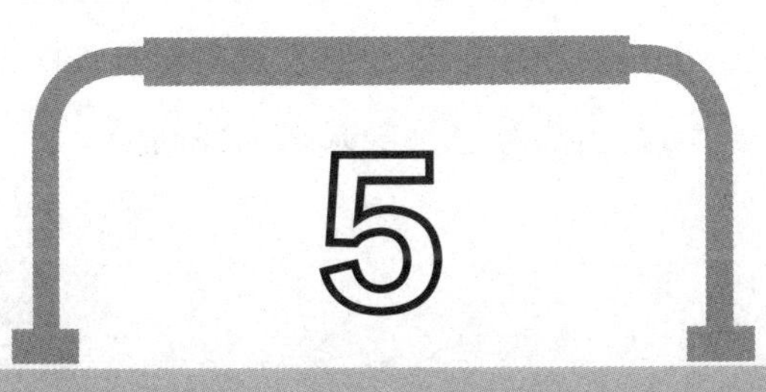

5

同步服务需求下签约式社区居家医疗人员协同调度优化

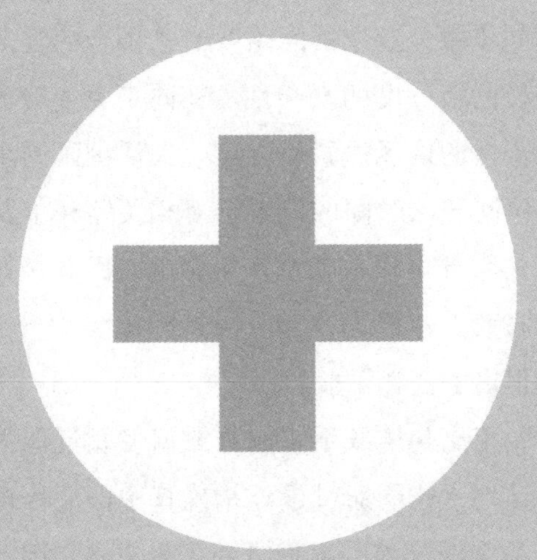

本章针对传统的单一访问调度方式难以有效应对具有复杂关联关系的多服务协同访问调度问题的限制，在医护人员居家医疗上门服务调度阶段完善同步访问策略，以灵活适应个性化供需决策偏好。基于含有同步服务需求下的居家医疗服务实施特点，设计具有不同技能资格的若干人员的同时访问策略，并建立了医护人员同步服务协同调度模型。随后通过对问题模型结构性质的剖析，进一步拓展构建集划分模型，并设计分支定价切割的求解算法，其中通过列生成方法获得该问题的下界，引入双向标签算法以及相关加速策略求解定价子问题，并动态构建有效不等式来加强问题下界，实现精确高效的问题决策方法。

5.1 居家医疗同步服务需求下多人员协同调度优化研究思路

传统研究中关于人员上门服务调度场景，大多限制在一对一单次访问即可完成服务，但由于居家医疗服务对象及其需求的特殊性，还存在须由不同类型医护人员协作完成的同步服务导致访问路线交叉耦合的复杂情形，见图5-1，极大地增加了服务路径网络调度的复杂性。在同步服务需求混合下的协同调度建模时，需要对同步性的内涵做科学界定，灵活刻画同步服务的顺序优先约束关系，同步服务协同开始时间的设置会对相关路径上其他居民的服务顺序和时间，乃至整体的服务运作效率都产生影响，因此，如何针对同步服务路径耦合状态的灵活高效处理成为该部分决策的重要难点，对于问题模型抽象和算法优化效果都提出了更高要求。

在求解思想方面，相比起传统手工制订或启发式近似方法得到的次优但可行的医护人员调度计划，若能通过设计精确算法即使实现了很小的解质量改进，也会在长期服务实施过程中累积节约大量成本，因此，探索精确高效

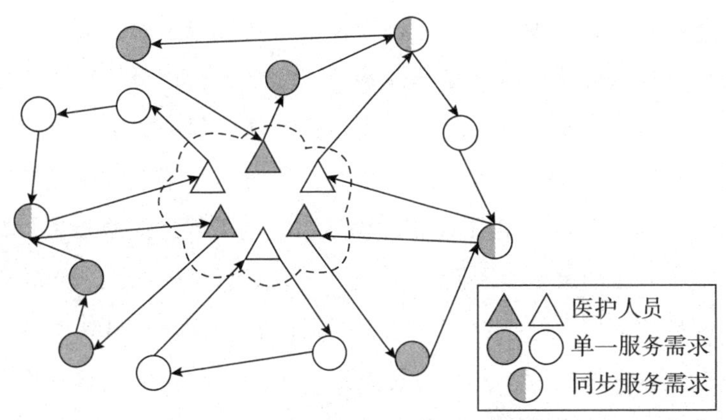

图 5-1　居家医疗同步服务示意

的求解算法对居家医疗人员服务调度的精细化管理具有实际价值。然而由于以上问题具有大规模的变量和约束，且含义特殊、结构复杂，求解空间极大。若想枚举所有可行的医护人员访问计划，其规模是医护人员数的 n！数量级，难以实现，因而需要进一步深入分析基本的医护人员调度网络流模型的结构特征，寻找求解的突破口。

Dantzig-Wolfe（丹齐格—沃尔夫分解算法，以下简称 D-W）分解策略提供了一种求解复杂大规模块角结构模型的组合优化问题的有效思路，通过将原问题分解为主问题和若干子问题两个层次，前者包含原问题普通简单约束，后者的结构简单、变量约束更少、相对更易求解，并通过耦合的约束相关联。通过合理分解后，问题的解空间将大大缩减，从而提高模型求解的效率。在求解迭代过程中，二者分开求解并互相传递改进信息，主问题向子问题传递对偶变量，子问题向主问题传递可改进的列，该过程持续进行直到主问题得不到改进为止，D-W 分解松弛后的对偶解利用列生成算法计算。相关过程见图 5-2。

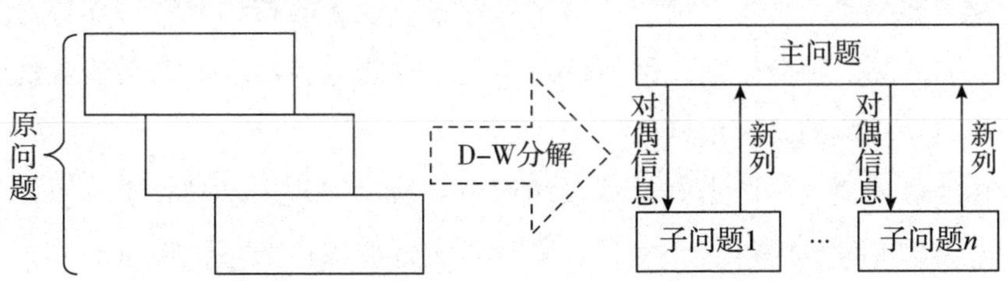

图 5-2　基于网络流的居家医疗人员上门服务路径优化模型分析

而对于含有整数决策变量的规划模型，若列生成结果为分子解，则必须结合分支定界算法进行求解。在其框架下若每个节点对应的线性松弛问题利用列生成算法进行求解，则称其为分支定价算法，其中关于求解定价子问题的加速方法有较大的探索空间。除此之外，面对本章复杂的问题情形，尽管D-W 分解后的松弛模型提供了比线性松弛更好的下界，但质量依然较弱，会影响分支定价算法的效率，因而可以再进一步通过设计有效不等式即“切割”来加强主问题的下界。基于此，本章将会采用基于分支定价切割的方法对相关模型问题进行求解决策，并且考虑到定价子问题的精确求解是算法时间消耗的主要环节，因此可以设计结合启发式策略来简化和加快新列的生成过程。

5.2 同步服务依赖关系下的时间阈值设置

当完成了社区居家医疗人员服务能力多周期优化配置后，需要进一步对医护人员具体每个工作日的外出服务访问过程进行有效调度。经过前述章节对签约式居家医疗大众需求与个性需求服务特性的分析比较以及相应资源分配原则可知，大众服务包以日常监测居民基础健康状况和建立广泛联系为目标，居民个体接受的服务频率较低且内容较为基础，因而对其访问时间安排决策的灵活性较强。而个性化服务包作为大众基础服务的补充项目，更加具体反映了居民的健康状况，需要引起高度重视；同时由于个性化服务需求的复杂性特征，给人员的整体调度协调带来困难；此外，个性化服务本质上作为一种增值项目，确保充分满足相应诊疗需求以提升居民满意度，对于家庭医疗服务机构收入管理、岗位成员绩效激励、业务的长远稳定运作等都具有重要支持作用。综合以上原因，针对签约个性服务包需求的人员服务优化成为后续调度决策的研究重点。

由于签约式社区居家医疗提供的服务项目大多较为基础，居民所需类型服务在多数时候较为单一，由具备某种专业技能资格的医护人员对应独自完成服务即可。但实际中也存在因为某些居民生理情况特殊性或个性化需求的复杂性，导致一些居家医疗需求必须由一名以上不同资格的医护人员协作才能完成的同步服务情况，例如行动不便的外伤患者需要同时由护士和医生协作完成治疗等。此时访问路线在此处发生耦合，增加了服务网络的复杂度。

从解决方案的角度来看，当居民请求同步服务时，不同医护人员的出行路线在需要同时服务的地点处相交，任何一个居民的访问变化都可能影响系统中其他居民的访问计划，甚至可能导致原本工作方案中的一些可行路线变得不可行，因而同步服务需求的存在使得居家医疗人员服务调度问题变得更加难以解决。

当前研究中关于同步服务访问的定义主要可以分为三类。

（1）医护人员必须都在同一时间开始执行服务。

（2）医护人员按照同步服务涉及的各项目顺序来依次实施。

（3）医护人员只需在居民指定的时间窗内开始进行服务即可。

前两类同步服务的问题在不同实际情景的适用性方面都有一定的局限性，而第三类实质上可作为带时间窗口的经典车辆路径问题进行求解。本章研究结合业务实际和相关研究基础，设定居民的同步服务需求由两名医护人员协作完成，构建常见情形下的基本问题模型并分析其扩展性。完成同步服务所需各技能人员的工作开始时间必须在居民要求的时间窗前提下，满足时间的差值不超过设置的阈值 H 。通过引入该阈值变量的定义，可以方便根据具体情况进行相应的调节限制，从而在所开发模型和方法的实际应用灵活性和理论抽象科学性之间取得平衡，优化面向同步服务需求的访问方案策略，提高人员的工作效率，更好地为居民实施健康服务。

5.3　居家医疗同步服务多人员协同调度问题模型

5.3.1　建模思路与符号说明

基于 4.3.1 节关于签约式社区居家医疗人员服务网络的相关基础定义，

本章考虑的居家医疗人员日常服务调度问题可以描述如下。在每个工作日，社区家庭医疗服务机构根据人员配置计划，派出符合要求的医护人员 $K=\{1, 2, \cdots, \bar{k}\}$ 前去为一些社区居民点进行所需个性化居家医疗服务。为了表述简洁，下文若无特别指出，则考虑的需求点均指个性化服务要求。对于需求复杂的待访问点集合 $N=\{1, 2, \cdots, n\}$，医护人员需要在相应居民 $i \in N$ 所偏好的访问时间窗 $[e_i, d_i]$（$e_i < d_i$）内开始实施时长为 s_i 的诊疗服务，并且为了帮助服务效率的优化研究，问题规定医护人员可以在 e_i 之前到达，但必须等待至该最早的时刻才能开始服务；同时规定为其服务的开始时间不能晚于 d_i，否则将拒绝服务访问。从而，可以进一步将弧集合定义为 $A=\{(i, j) \mid e_i+s_i+t_{ij} \leqslant d_j, i, j \in V, i \neq j\}$。特别地，家庭医疗服务机构也作为访问点，定义其时间窗的两端取值分别为 $e_0=e_{n+1}=0$ 和 $d_0=d_{n+1}=L$，其中 L 定义为服务机构每日的关闭时间，也代表着居家医疗服务人员每天的最大工作时间；服务中心点处对应的服务时长被定义为 $s_0=s_{n+1}=0$。此外，本章研究假设对居民开放的个性化服务预约时段已排除了必要的休息时段如吃饭、午休等，医护人员服务过程中也可以根据任务安排和实施情况自主灵活地决定休息时间，因而模型中不需考虑额外的休息时段。

为居民实施上门服务时，需要根据其需求派遣专业资格符合的医护人员前往。根据对医护人员专业技术资格的设置，进一步定义 0-1 矩阵 $[\alpha_{pq}^k]_{\bar{k}\times\bar{p}\times\bar{q}}$ 来描述每位医护人员的技能属性，即若医护人员 $k \in K$ 具备的技能类型为 $p \in \mathcal{P}$ 且水平为 $q \in \mathcal{Q}$，则此时的 $\alpha_{pq}^k=1$；相应地，定义 0-1 矩阵 $[b_{pq}^i]_{n\times\bar{p}\times\bar{q}}$ 描述居民所需要的居家医疗服务对医护人员能力的要求，即 $b_{pq}^i=1$ 代表居民 $i \in N$ 需要技能类型为 $p \in \mathcal{P}$ 且水平为 $q \in \mathcal{Q}$ 的医护人员前来服务，此时只有符合技能类型一致且级别不低于 q 的医护人员才具备了足够专业资格可以服务该位居民。特别地，对于同步服务需求的居民，他们所需要的居家医疗护理服务需要不止一名专业技能不同的人员共同协作才能完成，这些医护人员需要满足在居民要求的时间窗内到达的前提下，服务开始时间的间隔值不能超过设定的阈值 H，即间隔时间所占当前需求点时间窗长度的比例，以便实现灵活调控服务协作要求。

医护人员的服务路线是居民编号的序列，从人员在 0 时刻离开家庭医疗服务机构开始，到其返回服务机构结束的出行路线，如果满足访问的各点符合时间窗限制、每名人员对每个居民当前决策其只访问一次，医护人员的工作时长不超过阈值，则当前解是可行的。对于问题的优化目标，从服务质量和运营效率的视角转化为成本的形式考虑，一方面设定派遣技能水平为 $q \in \mathcal{Q}$ 的医护人员的固定成本为 c_q^f，且随着技能水平等级的提升而增加；另一方面，考虑与路线弧 $(i, j) \in A$ 对应的人员出行成本 c_{ij}。问题的决策目标即为制订医护人员被分配派遣上门服务的最佳路线，以最小化人力成本和路线成本之和，促进居家医疗服务运营过程的经济高效。

5.3.2 同步服务路径依赖的网络流约束模型构建

该问题的决策目标是找到一组居家医疗人员的服务访问路线，完成含有同步服务需求的上门诊疗任务，使得医护人员固定启用成本和路线访问成本的总和最小化。为了方便建模，对问题的相关集合、参数和决策变量进一步做了详细定义。

集合：

N^A　需要普通服务的居民集合

N^S　需要同步服务的居民集合

K_{pq}　可以为技能类型为 $p \in \mathcal{P}$、水平为 $q \in \mathcal{Q}$ 的居民需求进行服务的医护人员集合

N_k　医护人员 $k \in K$ 有资格服务的居民集合

参数：

k_p，k_q　依次代表医护人员 $k \in K$ 具备的技能类型和技能水平

p_o，q_o　依次代表居民 $o \in N^A$ 需要的普通服务对应的技能类型和技能水平

p_s，p'_s，q_s，q'_s　依次代表居民 $s \in N^S$ 需要的同步服务对应的各两种技能类型和技能水平，其中规定技能类型编号 $p_s < p'_s$

决策变量：

x_{ijk}　0-1 变量，表示居民 i 与居民 j 在医护人员 k 的访问线路上的服务顺序关系。若医护人员 k 在服务完居民 i 后前往居民 j 处实施服务，则 $x_{ijk} = 1$；否则为 0

y_{ik}　0-1 变量，表示居民 i 是否在医护人员 k 的访问线路上被服务。若居民 i 被医护人员 k 访问服务，则 $y_{ik}=1$；否则为 0

T_{ik}　非负连续变量，表示医护人员 k 服务居民 i 的开始时间

由此可构建基于网络流（arc-flow）约束的数学模型（AFBM）如下。

目标函数：

$$\min \sum_{k \in K} c^f_{k_q} \sum_{j \in N_k} x_{0jk} + \sum_{k \in K} \sum_{i \in \{0\} \cup N_k} \sum_{j \in N_k \cup \{n+1\}} c_{ij} x_{ijk} \tag{5-1}$$

约束条件：

$$\sum_{k \in K_{p_o q_o}} y_{ok} = 1, \ \forall o \in N^A \tag{5-2}$$

$$\sum_{k \in K_{p_s q_s}} y_{sk} = 1, \tag{5-3a}$$

$$\text{and} \sum_{k \in K_{p'_s q'_s}} y_{sk} = 1, \ \forall s \in N^S \tag{5-3b}$$

$$\sum_{i \in N^S} y_{ik} \leqslant 1, \ \forall k \in K \tag{5-4}$$

$$\sum_{j \in N_k} x_{0jk} = 1, \ \forall k \in K \tag{5-5}$$

$$\sum_{i \in N_k} x_{i,\,n+1,\,k} = 1, \ \forall k \in K \tag{5-6}$$

$$\sum_{i \in N_k \cup \{0\}} x_{ijk} = \sum_{i \in N_k \cup \{n+1\}} x_{jik}, \ \forall k \in K, \ j \in N_k \tag{5-7}$$

$$e_i y_{ik} \leqslant T_{ik} \leqslant d_i y_{ik}, \ \forall k \in K, \ i \in N_k \tag{5-8}$$

$$T_{ik} + t_{ij} + s_i \leqslant T_{jk} + (d_i + t_{ij} + s_i)(1 - x_{ijk}),$$
$$\forall k \in K, \ i \in N_k \cup \{0\}, \ j \in N_k \cup \{n+1\}, \ i \neq j \tag{5-9}$$

$$-d_s(2 - y_{sk} - y_{sk'}) - H \leqslant T_{sk} - T_{sk'} \leqslant H + d_s(2 - y_{sk} - y_{sk'}),$$
$$\forall s \in N^S, \ k \in K_{p_s q_s}, \ k' \in K_{p'_s q'_s} \tag{5-10}$$

$$T_{n+1,\,k} \leqslant L, \ \forall k \in K \tag{5-11}$$

$$\sum_{i \in N_k \cup \{0\}} x_{ijk} = y_{jk}, \ \forall k \in K, \ j \in N_k \tag{5-12}$$

$$x_{ijk}, \ y_{ik} \in \{0, 1\}, \ T_{ik} \in \mathbb{R}^+, \ \forall k \in K, \ i, j \in N_k \cup \{0, n+1\} \tag{5-13}$$

目标函数（5-1）表示最小化医护人员固定使用成本和路线访问成本的总和。在确保居家医疗服务人员技能资格类型和水平与居民需求之间的兼容性设置的前提下，约束（5-2）规定工作当日的每个普通医疗需求的居民由一名医护人员来完成服务，约束（5-3）和（5-4）代表了特殊的同步服务需

求由技能相符的若干人员协作完成。约束（5-5）和（5-6）确保每名医护人员都从社区家庭医疗服务机构出发前往居民家中进行服务，完成当日所有的工作安排后返回机构。约束（5-7）是路线流量守恒约束。约束（5-8）是居民访问时间窗的限制。约束（5-9）定义了每名医护人员服务路线上相邻居民之间的访问顺序关系，即前序的居民服务完成后，才能继续前往后序居民处进行服务。约束（5-10）规定了执行同步服务任务的医护人员们各自来到居民家中开始服务时间的差值不超过阈值 H。约束（5-11）确保每名医护人员每日的工作时长不超过阈值 L。约束条件（5-12）明确了两个决策变量之间的关联关系。约束（5-13）定义了各决策变量的取值范围。

5.4 模型特征分析与求解思路

5.4.1 时间阈值可行性验证

定义医护人员 $k \in K$ 按照需求点序列 $r=(0,\ i_1,\ i_2,\ \cdots,\ i_l,\ \cdots i_m,\ i_{m+1}=n+1)$ 依次前往相应的居民家中进行医疗服务。并且为了表述方便，设置变量 τ_{i_lk} 为医护人员 k 到达居民 i_l 居住位置的最早时刻，根据时间窗约束可以计算出 $\Delta_{i_lk}=max\{e_{i_l}-\tau_{i_lk},\ 0\}$ 代表人员从到达至可以开始服务期间的等待时长，其中 $l=1,\ \cdots,\ m+1$，并且人员在此处的服务开始时间为 $\max\{\tau_{i_lk},\ e_{i_l}\}$。

假设医护人员 k 前往居民 i_l 家中可以推迟 ε 个时间单位到达，那么对于此后待服务的每个居民点 $u=l+1,\ \cdots,\ m+1$，到达其家中的时刻为 $\tau_{i_uk}+\max\left\{\varepsilon-\sum_{u=l,\ \cdots,\ u-1}\Delta_{i_uk},\ 0\right\}$，为了满足居民时间窗访问需求，就必须确保不等式 $\tau_{i_uk}+\max\left\{\varepsilon-\sum_{u=l,\ \cdots,\ u-1}\Delta_{i_uk},\ 0\right\}\leqslant d_{i_u}$，即 $\varepsilon\leqslant d_{i_u}-\tau_{i_uk}+\sum_{u=l,\ \cdots,\ u-1}\Delta_{i_uk}$ 成立。由此可以推知医护人员 k 访问其任务路线上任一个居民 i_l 时，在满足其服务时间需求的前提下，该人员最多延后到达此客户点的时长计算方式为 $\varepsilon_{i_lk}=\min\limits_{u=l+1,\ \cdots,\ m+1}\left\{d_{i_u}-\tau_{i_uk}+\sum_{u=l,\ \cdots,\ u-1}\Delta_{i_uk}\right\}$。

与此同时，考虑到问题中的同步服务情况，规定相应人员的服务开始时间不超过阈值 H，因而需进一步验证这种延后到达时长的计算是否也适用于执行同步服务的人员。

对于某一需要同步服务的居民 $s \in N^S$，定义 $k \in K_{p_s q_s}$ 和 $k' \in K_{p'_s q'_s}$ 为共同协作为其完成服务的两名医护人员，并且其对应的服务路线分别为（0，i_1，i_2，…，$i_l = s$，…i_m，$i_{m+1} = n+1$）和（0，i_1，i_2，…，$i_{l'} = s$，…$i_{m'}$，$i_{m'+1} = n+1$），从而有以下命题结论。

命题 5-1 若医护人员 $k \in K_{p_s q_s}$ 和 $k' \in K_{p'_s q'_s}$ 能够协作完成对居民 $s \in N^S$ 的同步需求服务，则需满足以下两种情况之一。

①当 $\tau_{i_l k} > \tau_{i_{l'} k'}$ 时，需满足以下不等式关系成立：

$$\tau_{i_l k} - (\tau_{i_{l'} k'} + \varepsilon_{i_{l'} k'}) \leqslant H \tag{5-14}$$

②当 $\tau_{i_l k} \leqslant \tau_{i_{l'} k'}$ 时，需满足以下不等式关系成立：

$$\tau_{i_{l'} k'} - (\tau_{i_l k} + \varepsilon_{i_l k}) \leqslant H \tag{5-15}$$

证明：首先针对 $\tau_{i_l k} > \tau_{i_{l'} k'}$ 的情况进行证明。此时具体包含两种情形：

情形 1：$\tau_{i_{l'} k'} + H \geqslant \tau_{i_l k}$，此时易得 $\max\{\tau_{i_{l'} k'}, e_s\} + H \geqslant \max\{\tau_{i_{l'} k'} + H, e_s\} \geqslant \max\{\tau_{i_l k}, e_s\}$。

情形 2：$\tau_{i_{l'} k'} + H < \tau_{i_l k}$，此时可以将医护人员 k' 到达居民 s 家中的时间推迟 $\min\{\varepsilon_{i_{l'} k'}, \tau_{i_l k} - \tau_{i_{l'} k'}\}$ 个单位，从而其在此处的开始服务时间变为 $\max\{\tau_{i_{l'} k'} + \min\{\varepsilon_{i_{l'} k'}, \tau_{i_l k} - \tau_{i_{l'} k'}\}, e_s\} = \max\{\min\{\tau_{i_{l'} k'} + \varepsilon_{i_{l'} k'}, \tau_{i_l k}\}, e_s\}$。根据 $\tau_{i_l k} - (\tau_{i_{l'} k'} + \varepsilon_{i_{l'} k'}) \leqslant H$ 便可以推知得到：$\max\{\min\{\tau_{i_{l'} k'} + \varepsilon_{i_{l'} k'}, \tau_{i_l k}\}, e_s\} + H \geqslant \max\{\min\{\tau_{i_{l'} k'} + \varepsilon_{i_{l'} k'}, \tau_{i_l k}\} + H, e_s\} = \max\{\min\{\tau_{i_{l'} k'} + \varepsilon_{i_{l'} k'} + H, \tau_{i_l k} + H\}, e_s\} \geqslant \max\{\tau_{i_l k}, e_s\}$，命题得证。另一种 $\tau_{i_l k} \leqslant \tau_{i_{l'} k'}$ 的情况与此同理可证。

因此，通过上述情况分析，可以说明医护人员 k 和 k' 对同步服务需求居民 s 的服务开始时间的差值始终满足阈值 H 的约束。

5.4.2 集划分模型转化

在 5.3.2 节中构建的网络流约束模型通过罗列构成每条路径的所有弧，将路径方案显式呈现在模型中，将问题决策变量定义为判断哪些节点之间有弧相连，因而模型中涉及的变量数目很多。根据上述问题结构性质分析可以

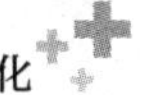

进一步把原模型转化为集划分（set-partitioning）模型，将路径方案隐式化于模型中，即假设所有可行路径已知并按照居家医疗人员的技能资格划分构建集合，由此降低问题模型复杂度便于求解。

集合：

Ω_{pq}　技能类型为 $p \in \mathcal{P}$ 且水平为 $q \in \mathcal{Q}$ 的所有医护人员的可行访问路线集合

L_q　技能水平不低于 q 的水平等级集合，则 $L_q = \{l \in \mathcal{Q}: l \geqslant q\}$

参数：

c_r^{pq}　路线 $r \in \Omega_{pq}$ 的服务总成本

h_{ir}　0-1 变量，表示居民 i 是否被安排在路线 $r \in \Omega_{pq}$ 上服务。若居民 i 在路线 r 上被访问服务，则 $h_{ir}=1$；否则为 0

Γ_{ir}　非负连续变量，表示居民 i 被安排在路线 $r \in \Omega_{pq}$ 上服务时医护人员到访的最早时间；若居民不在该线路上，则参数取值为 0

ϖ_{ir}　非负连续变量，表示居民 i 被安排在路线 $r \in \Omega_{pq}$ 上服务时，在 Γ_{ir} 基础上医护人员最多可推迟的时长；若居民不在该线路上，则参数取值为 0

决策变量：

θ_r^{pq}　0-1 变量，表示路线 $r \in \Omega_{pq}$ 是否在最优解里。若技能类型为 $p \in \mathcal{P}$ 且水平为 $q \in \mathcal{Q}$ 的医护人员的可行路线 r 在问题的最优路线解集里，则 $\theta_r^{pq}=1$；否则为 0

基于前述分析和上述定义，对于网络流约束模型可以进一步转化构造问题的集划分模型如下，后称为主问题（master problem，MP）。

目标函数：

$$\min \sum_{p \in \mathcal{P}} \sum_{q \in \mathcal{Q}} \sum_{r \in \Omega_{pq}} c_r^{pq} \theta_r^{pq} \tag{5-16}$$

约束条件：

$$\sum_{l \in L_{q_o}} \sum_{r \in \Omega_{p_o l}} h_{or} \theta_r^{p_o l} = 1,\quad \forall o \in N^A \tag{5-17}$$

$$\sum_{l \in L_{q_s}} \sum_{r \in \Omega_{p_s l}} h_{sr} \theta_r^{p_s l} = 1, \tag{5-18a}$$

$$\text{and} \sum_{l \in L_{q'_s}} \sum_{r \in \Omega_{p'_s l}} h_{sr} \theta_r^{p'_s l} = 1,\quad \forall s \in N^S \tag{5-18b}$$

$$\sum_{l \in L_{q_s}} \sum_{r \in \Omega_{p_s l}} \Gamma_{sr} \theta_r^{p_s l} - \sum_{l \in L_{q'_s}} \sum_{r' \in \Omega_{p'_s l}} (\Gamma_{sr'} + \varpi_{sr'}) \theta_{r'}^{p'_s l} \leqslant H, \tag{5-19a}$$

$$\text{and} \sum_{l \in L_{q'_s}} \sum_{r' \in \Omega_{p'_s l}} \Gamma_{sr'} \theta_{r'}^{p'_s l} - \sum_{l \in L_{q_s}} \sum_{r \in \Omega_{p_s l}} (\Gamma_{sr} + \varpi_{sr}) \theta_r^{p_s l} \leqslant H, \quad \forall s \in N^S \tag{5-19b}$$

$$\sum_{r \in \Omega_{pq}} \theta_r^{pq} \leqslant |K_{pq}|, \ \forall p \in \mathcal{P}, \ q \in \mathcal{Q} \tag{5-20}$$

$$\theta_r^{pq} \in \{0, 1\}, \ \forall r \in \Omega_{pq}, \ p \in \mathcal{P}, \ q \in \mathcal{Q} \tag{5-21}$$

目标函数（5-16）表示最小化所选出的访问路线的总服务成本。在满足医护人员专业资格能力和居民需求之间兼容性的前提下，约束（5-17）规定每个普通医疗需求的居民由一名医护人员来完成服务，约束（5-18）代表同步服务需求由技能相符的若干人员协作完成。结合上文对医护人员到访居民家中最大可推迟时长的推导，约束（5-19）限制了同步服务的开始时间差值不能超过阈值 H 。约束（5-20）规定了最多选择 $|K_{pq}|$ 条路线构成最优解，因为总共存在 $|K_{pq}|$ 名资格足够的医护人员可以为要求技能类型 $p \in \mathcal{P}$ 和水平 $q \in \mathcal{Q}$ 的居民提供上门服务。约束（5-21）定义了决策变量的取值范围。

5.4.3 模型同步服务场景扩展性分析

一些决策场景中对同步性可能有着不同的理解与设置，但本章所提出的模型仍可以通过灵活调整修改达到对相应问题建模与优化的目标，展现出较好的扩展性，例如：

（1）同步服务的开始时间必须相同。此时只需要设置 $H=0$。

（2）同步服务的开始时间仅允许在居民提出访问的时间窗范围内。此时只需要将约束条件（5-19）删除。

（3）某些特殊的同步性医疗需求必须对居民 $s \in N^S$ 先执行完 p_s 类型的服务后再接着进行 p'_s 类型的服务，并且这些服务操作开始时间的最大差值不能超过阈值 H 。此时只需要将约束条件（5-19b）改为：

$$\sum_{l \in L_{q'_s}} \sum_{r' \in \Omega_{p'_s l}} \Gamma_{sr'} \theta_{r'}^{p'_s l} - \sum_{l \in L_{q_s}} \sum_{r \in \Omega_{p_s l}} (\Gamma_{sr} + \varpi_{sr}) \theta_r^{p_s l} \leqslant 0 \tag{5-22}$$

（4）某些居民的需求需要同步进行多项服务才能完成。此时需扩充（5-19）的约束数量以保证任意服务之间的开始时间之差都不超过阈值 H ，问题规模也将大幅增加。

5.5　启发式策略改进的精确求解方案设计

5.5.1　算法设计原理与框架

针对 5.4.2 节定义的 MP 问题，本节开发了一种基于精确型分支定价切割（Branch-and-Price-and-Cut，BPC）算法，流程见图 5-3。

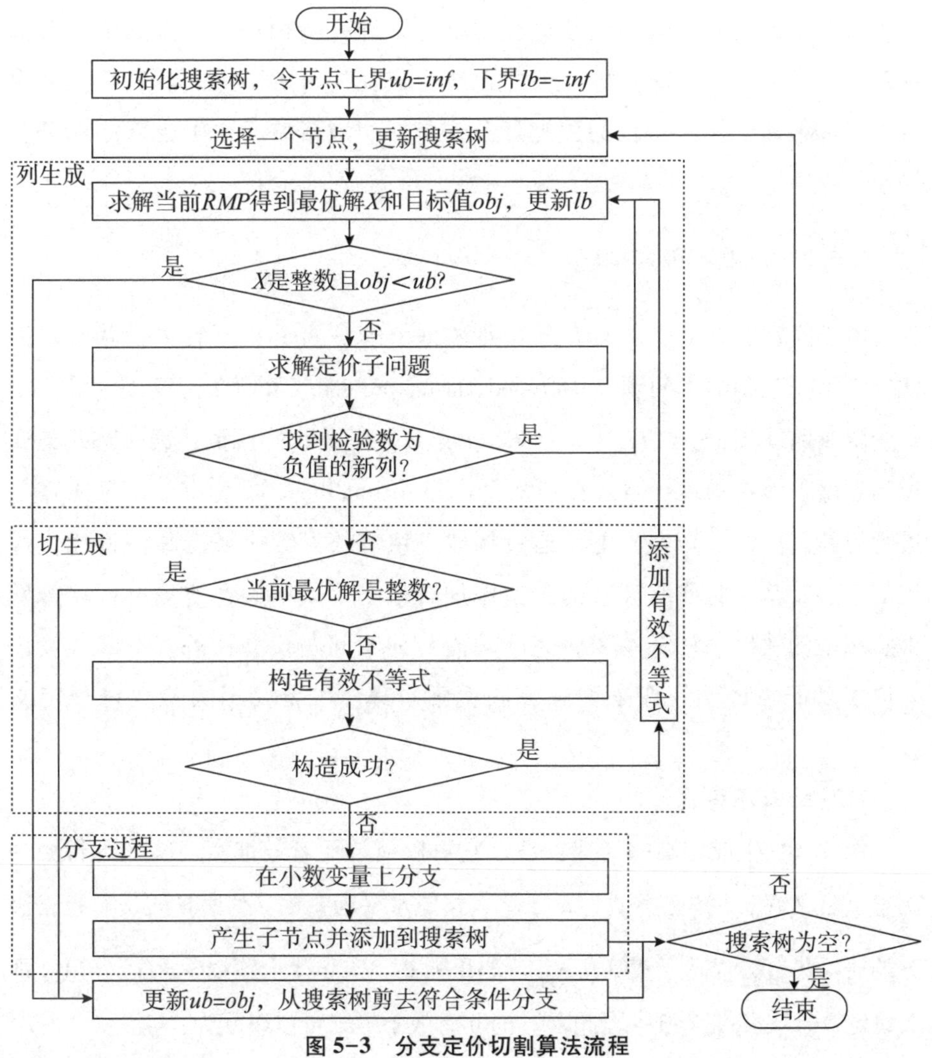

图 5-3　分支定价切割算法流程

算法首先基于贪婪策略快速生成初始解，设置每一名医护人员对应一条空路径，遵照医疗技能资格匹配的基本要求，随机依次将各个居民尝试插入符合条件的所有医护人员服务路径，确立使得目标值增长最小的贪婪分配方式，直至将所有任务安排完成，即为一个初始解，并将其作为搜索树的根节点。在根节点上生成 MP 的初始可行列，作为 BPC 算法的初始上界。在树的每个节点上，通过列生成操作来解决 MP 的线性规划松弛问题。若所得最优解是小数，并且该节点没有被修剪过，就动态地增加切割，即有效不等式，来消除小数解，从而加强解的下界，然后再次通过列生成解决当前产生的问题。这个循环过程的终止条件有两种：一是得到了整数最优解；二是最优解虽非整数，但已无法生成新的有效不等式。后续几节内容中将详细介绍算法运行的关键环节，包括切割策略、列生成算法和分支操作过程等。

5.5.2 有效不等式构建

由于问题的复杂性，无法全部列举每个医护人员的所有可行路线。因此定义了受限制的主问题（restricted master problem，RMP）表示，它是 MP 在受限制路线集 $\bar{\Omega}_{pq} \subset \Omega_{pq}$（$p \in \mathcal{P}$，$q \in \mathcal{Q}$）上的线性松弛，这些路线集通过动态增加潜在的最优路线和切割（valid inequalities，亦称有效不等式）来进行更新。算法加切本质上是通过构建一组有效不等式来提高模型优化过程的下界，基于对问题性质的分析添加有效不等式，达到缩减可行域降低求解难度的效果。针对本章研究问题内容和子问题模型特点，本部分设计采取了以下两种不等式来增强算法搜索效率。主要使用的参数符号定义如下。

1. 2-path 不等式

作为一种生成切割的经典方法，它可以简洁而有效地实现问题可行域的调整。定义 N_{pq} 是技能类型为 $p \in \mathcal{P}$、技能水平为 $q \in \mathcal{Q}$ 的医护人员有资格服务的居民集合，候选子集 $S \subseteq N_{pq}$。如果弧 $(i, j) \in A$ 由路线 $r \in \bar{\Omega}_{pq}$ 经过，那么设定 0-1 变量 $\zeta_{ijr}=1$，因此，2-path 有效不等式可以表示为：

$$\sum_{r\in\bar{\Omega}_{pq}}\sum_{i\in S}\sum_{j\in N_{pq}\setminus S}\zeta_{ijr}\theta_r^{pq}\geqslant 2 \tag{5-23}$$

其中，使用一种贪婪启发式方法来快速确定候选子集 S：定义 $X_{pqr}^{*}=\sum_{r\in\bar{\Omega}_{pq}}\zeta_{ijr}\theta_r^{pq}$ 为对应于当前 RMP 问题小数解的累积参数。从需求点 $i\in N_{pq}$ 开始，首先初始化 $S=\{i\}$，随后迭代地寻找其他能够使 $X_{pqr}^{*}(\Pi^{+}(S))$ 的增量最小化的节点加入集合中，其中 $\Pi^{+}(S)=\{(i,j)\in A,\ i\in S,\ j\in N_{pq}\setminus S\}$。当满足 $X_{pqr}^{*}(\Pi^{+}(S))<2$ 时，检查 S 中的居民是否需要同步服务，若需要则相应的不等式作为有效不等式被添加进来。

2. *lnm*-SR 不等式

子集行不等式（subset row inequalities，SR）是减少算法搜索节点数量最有效的不等式之一。但由于这种经典算式无法表示网络流约束变量的线性组合而达到降低求解定价子问题难度的作用，因此可以进一步制订一些策略来做出改进。在本节研究中，利用一种有限节点内存子集行（limited-node-memory subset row inequalities，*lnm*-SR）不等式来调整可行区域，进一步增强所提算法性能。

定义子集 $C_{pq}\subseteq N_{pq}$，内存点集合（memory node set）为 $mN_{pq}\subseteq N_{pq}$，以及 $|C_{pq}|$ 维的乘子向量 ρ。根据研究经验，设 $|C_{pq}|=3,\rho=\left(\frac{1}{2},\frac{1}{2},\frac{1}{2}\right)$，从而 *lnm*-SR 有效不等式可表示为：

$$\sum_{r\in\bar{\Omega}_{pq}}\psi_{pq}(C_{pq},\ \rho,\ mN_{pq},\ r)\,\theta_r^{pq}\leqslant\left\lfloor\sum_{i\in C_{pq}}\rho_i\right\rfloor \tag{5-24}$$

其中，对于路线决策变量 θ_r^{pq} 的系数 $\psi_{pq}(C_{pq},\ \rho,\ mN_{pq},\ r)$ 计算过程如下，其中将该系数简记为 ψ_{pq}：首先初始化 $\psi_{pq}=0$ 并定义参数 $state=0$。随后对于每条路线 $r\in\bar{\Omega}_{pq}$ 依次检查上面的每个点 $j\in N_{pq}$，若 $j\notin mN_{pq}$，则 $state=0$，表明将 mN_{pq} 中的点之前进行的访问都“遗忘”掉；若 $j\in C_{pq}$，则 $state=state+\rho$，并且若 $state\geqslant 1$，则 $\psi_{pq}=\psi_{pq}+1,state=state-1$。显然，当 $mN_{pq}=N_{pq}$ 时，可得 $\psi_{pq}=\left\lfloor\sum_{i\in C_{pq}}\rho_i h_{ir}\right\rfloor$；否则返回的系数值将小于这个值。

考虑到构建有效不等式在提高算法寻优性能的同时也会相应地带来计算上的耗费，因此经过综合权衡，本章设置在分支定界过程中构建 2-path 有效不等式，在搜索树的根节点上构建 *lnm*-SR 有效不等式。

5.5.3 标签搜索列生成策略

1. 定价子问题

该问题的设置目标是找到关于当前松弛主问题的对偶解，其关键决策变量即为 θ_r^{pq} 。对于本章研究的问题，其定价问题可以分解为以每对 $p \in \mathcal{P}$ 和 $q \in \mathcal{Q}$ 组合下的若干子问题。为了定义这些定价子问题，首先需要做出如下定义。

集合：

N_{pq}^A　需要技能类型为 $p \in \mathcal{P}$ 、水平为 $q \in \mathcal{Q}$ 的普通服务的居民集合

N_{pq}^S　需要技能类型为 $p \in \mathcal{P}$ 、水平为 $q \in \mathcal{Q}$ 的同步服务的居民集合

变量：

λ　约束（5-17）的对偶变量，$\lambda = (\lambda_o: o \in N^A)$

μ^1，μ^2　约束（5-18a）和（5-18b）的对偶变量，$\mu^1 = (\mu_s^1: s \in N^S)$ ，$\mu^2 = (\mu_s^2: s \in N^S)$

ξ^1，ξ^2　约束（5-19a）和（5-19b）的对偶变量，$\xi^1 = (\xi_s^1: s \in N^S)$ ，$\xi^2 = (\xi_s^2: o \in N^S)$

η　约束（5-20）的对偶变量，$\eta = (\eta_{pq}: p \in \mathcal{P}, q \in \mathcal{Q})$

ω_{pq}　2-path 类型有效不等式对应的对偶变量，$\omega_{pq} = (\omega_S: S \in \Phi_{pq}^1)$ ，其中 Φ_{pq}^1 是由约束条件（5-24）中关于技能类型 $p \in \mathcal{P}$ 和水平 $q \in \mathcal{Q}$ 相应的 S 集合确立的

ϱ_{pq}　lnm-SR 类型有效不等式对应的对偶变量，$\varrho_{pq} = (\varrho_C: C \in \Phi_{pq}^2)$ ，其中 Φ_{pq}^2 是由约束条件（5-25）中关于技能类型 $p \in \mathcal{P}$ 和水平 $q \in \mathcal{Q}$ 相应的 C 集合确立的

从而可行路线 $r \in \Omega_{qp}$（$p \in \mathcal{P}$，$q \in \mathcal{Q}$）对应的决策变量 θ_r^{pq} 的检验数计算公式为：

$$\overline{rc}_r^{pq} = c_r^{pq} - \sum_{o \in N_{pq}^A} h_{or}\lambda_o - \sum_{s \in N_{pq}^S} h_{sr}\hat{\mu}_s - \sum_{s \in N_{pq}^S} (\zeta_{sr}^1\xi_s^1 + \zeta_{sr}^2\xi_s^2) - \sum_{S \in \Phi_{pq}^1} \left(\sum_{i \in S}\sum_{j \in N_{pq} \setminus S}\zeta_{ijr}\right)\omega_S - \sum_{C \in \Phi_{pq}^2}\psi_{pq}(C, \rho, mN, r)\varrho_C - \eta_{pq} \quad (5-25)$$

其中各参数变量的计算方式为：$\hat{\mu}_s = \begin{cases} \mu_s^1, & if\ p = p_s \\ \mu_s^2, & if\ p = p'_s \end{cases}$，$\zeta_{sr}^1 = \begin{cases} \Gamma_{sr}, & if\ p = p_s \\ -(\Gamma_{sr} + \varpi_{sr}), & if\ p = p'_s \end{cases}$，$\zeta_{sr}^2 = \begin{cases} -(\Gamma_{sr} + \varpi_{sr})\Gamma_{sr}, & if\ p = p_s \\ \Gamma_{sr}, & if\ p = p'_s \end{cases}$。

为了方便描述，规定 $\{0, n+1\} \in N^A$ 并定义 $\lambda_0 = \lambda_{n+1} = \eta_{pq} - f_{pq}$，从而可以进一步得到路线集合 Ω_{pq} 中每段弧 $(i, j) \in A_{pq}$ 的检验数计算公式：

$$\bar{c}_{ij} = \begin{cases} c_{ij} - \frac{1}{2}\lambda_i - \frac{1}{2}\lambda_j - \sum_{S \in \Phi_{pq}^1} \hat{\omega}_S, & if\ i, j \in N^A \\ c_{ij} - \frac{1}{2}\lambda_i - \frac{1}{2}(\hat{\mu}_j + \zeta_{jr}^1 \xi_j^1 + \zeta_{jr}^2 \xi_j^2) - \sum_{S \in \Phi_{pq}^1} \hat{\omega}_S, & if\ i \in N^A, j \in N^S \\ c_{ij} - \frac{1}{2}(\hat{\mu}_i + \zeta_{ir}^1 \xi_i^1 + \zeta_{ir}^2 \xi_i^2) - \frac{1}{2}(\hat{\mu}_j + \zeta_{jr}^1 \xi_j^1 + \zeta_{jr}^2 \xi_j^2) - \sum_{S \in \Phi_{pq}^1} \hat{\omega}_S, & if\ i, j \in N^S \\ c_{ij} - \frac{1}{2}(\hat{\mu}_i + \zeta_{ir}^1 \xi_i^1 + \zeta_{ir}^2 \xi_i^2) - \frac{1}{2}\lambda_j - \sum_{S \in \Phi_{pq}^1} \hat{\omega}_S, & if\ i \in N^S, j \in N^A \end{cases} \tag{5-26}$$

其中，如果 $i \in S$，$j \in N_{pq} \setminus S$，则 $\hat{\omega}_S = \omega_S$；否则 $\hat{\omega}_S = 0$。

因此，可将公式（5-26）整理为如下形式：

$$\bar{rc}_r^{pq} = \sum_{(i, j) \in A_{pq}} \zeta_{ijr} \bar{c}_{ij} - \sum_{C \in \Phi_{pq}^2} \psi_{pq}(C_{pq}, \rho, mN_{pq}, r) \varrho_C \tag{5-27}$$

经过以上定义和算式推导，最终得以将任一技能类型（$p \in \mathcal{P}$）和水平（$q \in \mathcal{Q}$）组合下的定价子问题构建为在子图 $G_{pq} = (N_{pq} \cup \{0, n+1\}, A_{pq})$ 中带有资源约束的最短路线问题，其中 N_{pq} 和 $A_{pq} = \{(i, j) \mid e_i + s_i + t_{ij} \leqslant d_j, i, j \in N_{pq} \cup \{0, n+1\}, i \neq j\}$ 随着分支条件限制而动态更新。优化目标为在同时满足前述约束条件式（5-4）至（5-9）和（5-11）至（5-13）的前提下，构建高效访问路径以实现最小化函数式（5-27）的值。

2. 标签算法（*labeling algorithm*）

求解定价子问题的目标是找到检验数为负值的完整路线。在算法每次的迭代过程中，利用基于动态规划的标签算法找到当前 RMP 问题的对偶最优解是常用的路径构造方法，它可以大幅减少定价子问题的计算时间。在标签算法中，每个标签（label）定义了一组变量来代表从路线出发点到当前节点这段部分线路的状态，在每个节点处的资源消耗都不得超过约束的限制，经过不断迭代更新最终扩展构成完整的访问路线。结合本章研究的问题，接下来将要针对解决任一技能类型（$p \in \mathcal{P}$）和水平（$q \in \mathcal{Q}$）组合下的定价子问题而设计标签算法的思路展开介绍。

本问题的标签结构定义为 $\tilde{L}_i = (i, g_i, a_i, \tau_i, \mathcal{N}_i, E_i, rc_i)$，表示医护人员从服务机构 0 出发经过需求点 i 后扩展构成的部分可行路线。标签中各变量元素的具体定义如下。

g_i　当前部分路径上需要的最高技能等级

a_i　当前部分路径上需要同步服务的居民数量

τ_i　需求点 i 处的服务最早开始时间

$\mathcal{N}_i$　维数为 $|N_{pq}|$ 的 0-1 向量，即 $\mathcal{N}_i = (\mathcal{N}_i[l] : l \in N_{pq})$，其中若居民 l 已经被访问过，或者虽没有被访问过但若在当前部分路线被访问会导致违背约束条件，则 $\mathcal{N}_i[l] =1$；否则为 0

E_i　维数为 n_C 的向量，即 $E_i = (E_i[l] : l = 1, \cdots, n_{C_{pq}})$，其中定义 $n_{C_{pq}}$ 为当前求解的 RMP 中，对偶解为非零值的 lnm-SR 类型有效不等式的数量，并且将其中的第 l 个不等式记作 lnm-SR[l]（$l \in \{1, \cdots, n_{C_{pq}}\}$；并将相应的点集合分别记作 $C(l)$ 和 $nM(l)$

rc_i　当前部分路径的检验数

在标签扩展阶段，从部分路径 $R_0 = (0)$ 开始，标签初始化定义为 $\tilde{L}_0 = \{0, 0, 0, 0, 0, 0\}$。沿着弧 $(i, j) \in A$ 将标签从需求点 i 到点 j 尝试做扩展，当同时满足 $\mathcal{N}_i[j] = 0$, $\tau_i + s_i + t_{ij} \leqslant d_j$ 且 $max\{\tau_i + s_i + t_{ij}, e_j\} + s_j \leqslant L$ 的约束条件时，允许将前序部分路线扩展为（R_0, j），并且新标签 $\tilde{L}_j = (j, g_j, \mathcal{N}_j, \tau_j, E_j, rc_j)$ 中各状态变量的更新方程如下：

$$(1a)\ g_j = \begin{cases} q_j, & if\ q_j > q_i \\ q_i, & otherwise \end{cases}$$

$$(1b)\ a_j = \begin{cases} a_i, & if\ j \in N^A \\ a_i + 1, & otherwise \end{cases}$$

$$(1c)\ \tau_j = max\{\tau_i + s_i + t_{ij}, e_j\}$$

$$(1d)\ \mathcal{N}_j[l]=\begin{cases}1,\ if\ l=j\ or\ (l\neq j\ and\ \tau_j+s_j+t_{jl}>d_l)\\ \mathcal{N}_i[l],\ otherwise\end{cases},\ \forall l\in N_{pq}$$

$$(1e)E_j[l]=\begin{cases}0,\ if\ j\notin mN(l)\\ E_i[l]+\frac{1}{2},\ if\ j\in C(l)\\ E_i[l]+\frac{1}{2}-1,\ if\ j\in C(l)\ \ and\ E_i[l]+\frac{1}{2}\geqslant 1\\ E_i[l],\ otherwise\end{cases},\{\forall l\in 1,\cdots,n_{C_{pq}}\}$$

(1f) $rc_j=rc_i+\bar{c}_{ij}-\sum_{l=1,\cdots,n_{C_{pq}}}\kappa_l\varrho_l$，其中 κ 是维数为 n_C 的 0-1 向量，当 $j\in C(l)$，$l\in\{1,\cdots,n_{C_{pq}}\}$ 且 $E_j[l]+\frac{1}{2}\geqslant 1$ 时，$\kappa_l=1$；否则为 0

为加快算法效率，可进一步设计有效的标签支配规则（dominance rules），即在每次扩展后提前判断识别占据支配地位优势的标签，其他相应被支配的标签必然不会构成最优解，可以被删除，减少了后续标签扩展的数量从而达到加速求解的效果。定义 $\mathcal{L}_i$ 是以需求点 i 为部分路径终点的标签集合，L_i 和 L'_i 是其中两个标签，那么支配规则可以制定如下：

引理 5-1 标签 L_i 占优支配于标签 L'_i 需同时满足以下条件：

(i) $\mathcal{N}_i[l]\leqslant\mathcal{N}'_i[l]$，$\forall l\in N_{pq}$

(ii) $a_i\leqslant a'_i$

(iii) $\tau_i\leqslant\tau'_i$

(iv) $rc_i-\sum_{1\leqslant l\leqslant n_{C_{pq}}:E_i[l]>E'_i[l]}\varrho_l\leqslant rc'_i$

5.5.4 算法增强策略

考虑到子问题求解的复杂性，进一步设计引入一些增强算法策略来提升求解效率。

1. 动态 *ng*-路线松弛

Baldacci 等在研究中指出通过允许生成回路来松弛关于路线上每个需求点只能被访问一次的基本约束，虽然在一定程度上牺牲了下界的质量，但也可

以有效加快算法求解速度。对于每个需求点 $i \in N_{pq}$，定义 $NG_i \subseteq N_{pq}$（$i \in NG_i$ 且 $|NG_i| \leqslant \Delta_i$）是节点 i 的邻域，具体是由子网络 (N_{pq}, A_{pq}) 中节点 i 的前 Δ_i 个最近的后继节点组成，其中 Δ_i 是预先确定好的参数来表示邻域大小。虽然邻域较大对提高下界有积极的影响，但相应地也会增加计算量。为了在下界质量和计算效率之间实现更好的权衡，进一步结合 Roberti 和 Mingozzi 提出的理论思想设计了关于生成 ng-邻域的动态扩增方法。若居民 j 在居民 $i \in NG_i$ 所在的路线上且 $i \notin NG_j$，那么就可以构建一条 ng-路线，其中居民 i 可以被不止一次地访问。相应地需要将标签算法中的扩展规则式（1d）修改为下述（1d′）以帮助构建 ng-路线松弛。

$$(1\mathrm{d}')\quad \mathcal{N}_j[l] = \begin{cases} 1, & if\ l = j\ or\ (l \in NG_j \setminus \{j\}\ and\ \tau_i + s_i + t_{il} > d_l) \\ \mathcal{N}_i[l], & if\ l \in NG_j \setminus \{j\} \\ 0, & otherwise \end{cases}, \quad \forall l \in N_{pq}$$

2. 基于医疗水平层级的列生成

考虑到本章的研究问题中设置允许医护人员水平向下兼容服务，从而在算法求解方面，医疗技能水平等级高的人员的可行服务路线对于同类型水平较低的人员而言也是可行的。因此，在算法中进一步设计了一种基于医护人员水平层级的启发式策略，按照水平层级从高到低，来检验生成具有最小检验数负值的列，而不是在每次迭代时都精确求解每个技能水平层次 $q \in \mathcal{Q}$ 下的定价子问题。基本过程是对于某一较高的技能水平 $q \in \mathcal{Q}$ 对应的定价子问题下找到的每条可行路线，将其代入水平层级 $q' \in \mathcal{Q}$ 较低的情况下，检查是否依然满足可行性条件并且检验数仍为负值，符合条件的路线就不需要在求解技能水平 q' 对应定价子问题时的标签迭代环节中去计算了。

具体地，定义技能水平的子集 $\mathcal{Q}' \subseteq \mathcal{Q}$，其对应的定价子问题已被解决，即已经找到了在这些水平下检验数计算值为负的路线。随后应用标签算法来求解其余等级中技能水平最高的等级 $q \in \mathcal{Q} \setminus \mathcal{Q}'$ 对应的定价子问题，并定义 R_q 是其找到的可行路线的集合。进一步通过代入其他较低水平计算识别检验数为负的路线，并定义 $R_{q'} \subseteq R_q$（$q' \in \mathcal{Q} \setminus \mathcal{Q}'$）为对水平为 q' 的医护人员同时可行的路线子集。对于每个 $q' \in \mathcal{Q} \setminus \mathcal{Q}'$ 且 $R_{q'} \neq \emptyset$，设置 $\mathcal{Q}' = \mathcal{Q}' \cup \{q'\}$，并将 $R_{q'}$ 中负检验数值最小的路线添加到当前 RMP 中。整个过程一直持续到 $\mathcal{Q}' = \mathcal{Q}$ 为止。

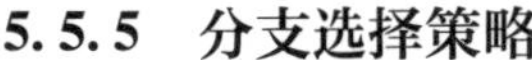

5.5.5 分支选择策略

在搜索树的每个节点上，由上述设计的列和切生成过程得到的 RMP 的最优解即为该节点的下界。如果下界值大于当前的上界，或者是整数解，则相应的节点被剪掉不再进一步搜索，即移除这样的列以恢复可行性；否则需要进行分支。由于定价子问题可以用类似于处理相应父节点的方式来求解，因此设计统一的分支策略足矣。结合本章研究问题，算法中设计借助以下变量进行分支操作。

1. 基于给定技能类型 $p\in\mathcal{P}$ 和水平 $q\in\mathcal{Q}$ 的护理人员数量分支

设 $\bar{\theta}=(\bar{\theta}_r^{pq}: p\in\mathcal{P},\ q\in\mathcal{Q},\ r\in\Omega_{pq})$ 是主变量 $\theta=(\theta_r^{pq}: p\in\mathcal{P},\ q\in\mathcal{Q},\ r\in\Omega_{pq})$ 在当前节点的值。如果 $\sum_{r\in\Omega_{pq}}\bar{\theta}_r^{pq}$ 是小数，那么通过添加约束条件 $\sum_{r\in\Omega_{pq}}\theta_r^{pq}\leqslant\left(\sum_{r\in\Omega_{pq}}\bar{\theta}_r^{pq}\right)$ 和 $\sum_{r\in\Omega_{pq}}\theta_r^{pq}\geqslant\left(\sum_{r\in\Omega_{pq}}\bar{\theta}_r^{pq}\right)$ 分别创建两个子节点分支。

2. 基于单个弧变量分支

选择 $\bar{x}_{ijk}$ 值最接近 0.5 的弧，相应地通过添加约束 $x_{ijk}=0$ 和 $x_{ijk}=1$ 分别创建两个子节点。当变量 x_{ijk} 被设置为 0 时，意味着医护人员 k 在为居民 i 服务后不能前去访问居民 j，从而此时可以从当前服务调度网络中删除这个弧及包含它的若干列。

3. 基于多个弧变量分支

定义 $\bar{x}=(\bar{x}_{ijk}: k\in K,\ i,\ j\in N_k)$ 为弧变量 $x=(x_{ijk}: k\in K,\ i,\ j\in N_k)$ 在当前节点的值，$O^+(i)=\left\{(i,\ j)\in A: 0<\sum_{k\in K}\bar{x}_{ijk}<1\right\}$ 和 $O^-(i)=\left\{(j,\ i)\in A: 0<\sum_{k\in K}\bar{x}_{jik}<1\right\}$ 分别为居民 $i\in N$ 处流入量和流出量在（0, 1）范围内的弧的集合，并且一般满足 $|O^+(i)|\geqslant|O^-(i)|$。随后，将集合 $O^+(i)=\{r_1,\ r_2,\ \cdots,\ r_{|O^+(i)|}\}$ 中的元素按照 ∧ 型的数值排列顺序来保持分支的平衡，进而将 $O^+(i)$ 划分为两个不相交的子集 G_1 和 G_2，具体地，$G_1=\{r_1,\ r_2,\ \cdots,\ r_l\}$，其中 $l=\min\left\{l: \sum_{v=1}^{l}\sum_{k\in K}\bar{x}_{r_v k}\geqslant\frac{1}{2\sum_{v=1}^{|O^+(i)|}\sum_{k\in K}\bar{x}_{r_v k}}\right\}$，$G_2$

做类似相应定义。从而可以通过添加约束 $\sum_{r_v \in G_1} \sum_{k \in K} x_{r_v k} = 0$ 和 $\sum_{r_v \in G_2} \sum_{k \in K} x_{r_v k} = 0$ 创建两个子节点分支。

5.6 算例实验及结果分析

5.6.1 实验设计及参数设置

在 4.5.1 节关于成都市武侯区 W 街道某社区所开展的签约式居家医疗服务场景的算例整体设计的基础上，本节进一步针对医护人员服务调度过程考虑的关键要素及其设置做相关补充。根据图 1-2 所示的社区居民居住地所在情况，可分析归纳出医护人员在执行居家医疗出访任务时面临着随机均匀分布（R）、聚集分布（C）和二者混合分布（RC）这三种较为典型的需求点位置分布形式（见图 4-4）。并且，在调研中发现根据签约居民的居家医疗需求类型，其申请的时段通常有所差别且时间长短不一，如预约 7：00—7：30 时段上门采血、10：00—11：00 时段居家康复训练等，因而需要对此进一步抽象来为各个需求点设置服务时间窗。在 4.5.1 节利用 Solomon 基准数据集所提供的三类需求点位置坐标设置的基础上，进一步根据本章业务调研实际设计完善点的时间窗信息。具体地，将每种位置分布类型的算例根据时间窗松紧程度进一步分成了 1 和 2 两类，即 R1/C1/RC1 和 R2/C2/RC2，其中类型 1 的算例时间窗区间长度不超过 100，刻画了居家医疗服务时效性要求较高的需求时段情形；类型 2 的时间窗区间长度超过 100，且在数值方面有数倍甚至数十倍的差距，刻画了时效性要求较低的常规需求时段情形。以上划分进一步丰富了各类位置分布的签约居民的服务需求及时性偏好程度设置，相关数值实验有助于更加广泛全面地测试评估算法性能。

此外，经调研了解，该社区符合居家医疗服务条件的签约居民中，有约两到三成的居民由于病情诊疗复杂、肢体活动障碍等情形，通常需要至少两

名医护人员协作为其进行相应的居家医疗服务。因而，为刻画居家医疗单一访问需求和同步服务需求综合的业务实施场景，设 ϑ 为当日个性化需求中需要同步服务的居民比例，并且设置相应需求 i 的同步服务开始时间之差的阈值为 $h\times|d_i-e_i|$，其中 $h\in(0,1)$ 表示阈值系数，并将在下文讨论参数 ϑ 和 h 对 BPC 算法性能和业务运作总成本的影响。基于业务调研实际情况，首先将基础测试实验中需要同步服务的需求数量比例设为 $\vartheta=30\%$，同步服务开始时间的阈值参数为 $h=0.8$。其他关于居家医疗服务需求类型和医护人员资格水平及相关运作成本均参照 4.5.1 节设置。

5.6.2　算法性能结果对比分析

为了详细验证所设计算法在求解质量和运算效率方面的性能效果，考虑到启发式算法只能对问题近似优化，无法充分验证本章所提出精确型算法的结果优势，因而本节利用 CPLEX 求解器直接求解问题模型的精确结果作为比较基准，并针对不同类型和规模的算例进行较全面的实验测试。对于三个不同需求点数量规模的实例（25/50/100），按居民位置分类（R1/R2/C1/C2/RC1/RC2）进行数值实验研究，对这三个规模实例运算时间的限制分别为 1000 秒、1800 秒和 3600 秒。

不同规模和特点的算例平均计算结果见表 5-1。其中列“n”表示算例中居民的数量，列“Group”代表需求点分布类型，列“Ins”代表相应类型包含的算例总数量。关于不同方法对每个类别算例的程序运行结果，“BPC”部分表示本章所设计改进的分支定价切割算法，“CPLEX”部分表示求解器运算结果。表中数据依次记录了在运行时间限制内可以解得最优值的算例数量（“Opt”），运算结束时结果上下界值的平均差距百分比（“Gap”，单位:%），计算公式为 $\text{Gap}=\frac{UB-LB}{UB}\times100\%$，其中“UB”和“LB”分别是运作终止时获得的最佳上界和下界，对于可以求解到最优解的算例显然其 Gap=0。此外，记录 BPC 算法求解过程产生新列的平均数量（“Col”）和有效切的平均数量（“Cut”），算法搜索分支节点的平均数量（“Node”）以及算法平均运行时间（“Time”，单位：秒，且仅针对求得最优解的算例做统计）。而对于无法在规定时间内求出结果的算例，将其对应的运行时间值直接记录为规定的运算时长上限值。

表 5-1 基准算例实验平均结果比较

n	Group	Ins	BPC						CPLEX			
			Opt	Gap	Col	Cut	Node	Time	Opt	Gap	Node	Time
25	R1	12	12	0	91.0	6.8	1.3	67.3	9	0	262.6	435.2
	R2	11	11	0	109.4	4.4	1.2	109.0	8	0	227.0	450.9
	C1	9	9	0	89.8	5.3	1.3	52.8	12	0	246.7	409.0
	C2	8	8	0	109.1	3.4	1.3	78.7	11	0	230.6	343.8
	RC1	8	8	0	97.8	5.4	1.4	125.8	8	0	775.6	472.1
	RC2	8	8	0	146.9	4.8	1.4	149.2	8	0	1142.4	312.2
50	R1	12	12	0	191.75	21.2	1.9	484.1	0	17.63	1956.4	1745.4
	R2	11	11	0	190.64	22.6	2.3	716.6	0	25.33	1926.0	1800
	C1	9	9	0	244.2	13.1	1.4	460.9	1	10.33	2868	1800
	C2	8	8	0	241.8	15.3	1.6	362.5	0	20.45	3089	1800
	RC1	8	8	0	167.0	35.4	2.1	488.8	1	20.74	1583.0	1609.5
	RC2	8	8	0	163.6	65.3	2.4	444.1	0	9.06	1765.5	1800
100	R1	12	9	4.3	802.3	67.0	2.7	1959.4	-	-	-	-
	R2	11	10	3.4	848.7	60.7	2.6	2587.1	-	-	-	-
	C1	9	8	3.3	769.0	51.5	2.6	2230.8	-	-	-	-
	C2	8	5	2.7	800.2	57.6	3.0	2077.3	-	-	-	-
	RC1	8	5	2.7	832.8	91.2	3.0	2311.1	-	-	-	-
	RC2	8	7	1.0	729.9	77.0	3.3	1891.3	-	-	-	-

注：标记“-”代表程序运行内存溢出。

从表 5-1 结果可以看到，本章设计提出的 BPC 算法在所有性能指标方面都明显优于求解器 CPLEX 得到的结果。尽管 CPLEX 可以在规定的时间内解决 25 个规模的所有算例，但与 BPC 算法相比却需要搜索更多的节点从而导致花费更多的时间才能完成求解。而随着算例规模的增加，CPLEX 的性能迅速下降，但 BPC 算法运行性能较为平稳，在限制的运算时间内大都能求解出满意结果。具体而言，例如对于 50 规模的算例，BPC 算法仍然可以在规定的时间内将所有的 56 个算例精确求解到最优，然而 CPLEX 却只能将其中的 15 个求解到最优值；对于 100 规模的算例，由于问题内在复杂性程度极高，CPLEX 发生运算内存不足而无法解决其中的任何一个例子，但 BPC 算法依然可以在时限内将大部分的 44 个算例精确求解，并且对于未求得最优解的少数算例，其平均界值（Gap）的最大误差仅为 4.30%。

此外，在处理需求点分布类型不同的各组算例时，BPC 算法在平均搜索节点数（Node）和平均计算时间（Time）方面都比 CPLEX 更加高效稳定，从而也验证了本章所设计算法改进提出的关于上下边界优化和分支策略等相关算法优化机制的有效性。BPC 算法完成求解时搜索经过的平均节点数相当少，在所有的算例情形下其相应搜索树的平均大小未超过 3.3 个节点，从而算法效率也有了很大提升，弥补了使用求解器 CPLEX 来解决复杂的同步服务问题场景的局限，所设计算法尤其在对于大规模问题算例求解的适用性方面展现出很大优势。

5.6.3 敏感性分析及管理启示

为进一步探究同步服务在不同居家医疗服务场景下对医护人员调度过程复杂度的影响，以及本章提出算法应对效果的可行性和有效性，本节研究了包括居民地理位置分布和时间窗偏好特点、同步服务需求比例 ϑ，以及同步服务开始时间的阈值系数 h 这些关键运作参数的变化对算法结果的影响规律，从而有助于在实践中根据实际同步服务场景的不同变化灵活调整决策方案。

为了量化关键运作参数变化对算法结果的影响，设置增长率指标代表所关注的算法指标值例如总成本或算法计算时间的相对变化程度，计算公式为 $\frac{c_{val}-b_{val}}{b_{val}}\times 100\%$，其中 b_{val} 是参数基准设置下得到的结果值，c_{val} 是当前设置中得到的相应目标结果值。下面将分别展示不同情景下运算结果的变化情况。

1. 需要同步服务的居民比例影响分析

根据居家医疗医护人员调度过程中同步服务的实际分布情况以及国内外相关研究经验，将同步服务需求比例设定在 $\vartheta \in \{10\%, 20\%, 30\%, 40\%, 50\%, 60\%\}$ 的范围内。当需要同步服务的居民需求较多时，相应会产生更多关于同步服务的约束条件，这就使得问题模型更难以解决。具体得到的运营成本和算法时间变化结果见图 5-4。

图 5-4（a）和图 5-4（b）分别描述了 ϑ 在取值范围内变化时，算法优

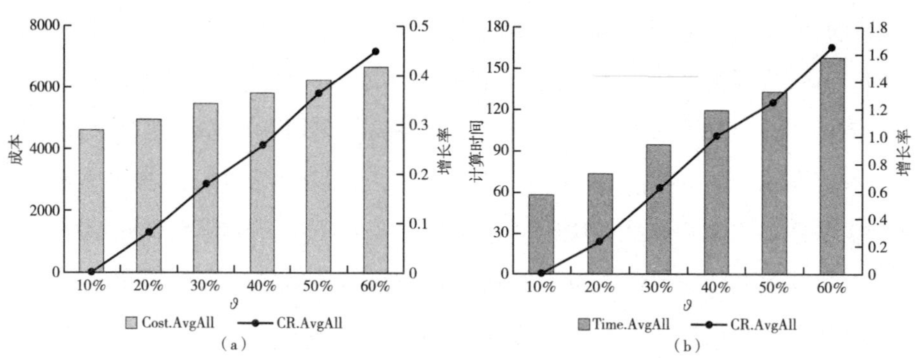

图 5-4　同步服务需求比例敏感性分析

化的平均总成本和平均计算时间。图 5-4（a）中，柱形图描述了所有算例结果的平均总成本，折线图表示在 ϑ =20%，30%，40%，50%，60%的情况下，这些实例的平均总成本依次相较于 ϑ =10%的基准设置时平均总成本的增长率；图 5-4（b）中关于平均计算时间的实验设置和结果呈现方式与此类似。总体上可以看出随着 ϑ 的增加，算法优化结果和计算时间都在不断增长，体现了问题难度随着同步服务的增加而变得更为复杂。同时可以看到此过程中平均总成本几乎呈线性增长的趋势，平均计算时间的增长率在整体上逐渐加快更为敏感，但也仍控制在合理范围内，表现出所提算法在成本控制与实际应用的价值。

此外，从居民分布位置和时间窗需求偏好上可进一步分析 ϑ 对不同算例情形的影响。

（1）需求点分布位置的影响分析。根据前文的算例设置描述可知，居民地理位置的分布具有不同的类型：居民分布随机分散为 R 类，聚集分布为 C 类，随机聚集混合的为 RC 类。图 5-5 描述了同步服务需求比例 ϑ 关于不同位置分布类型的实例优化结果在平均总成本和平均计算时间方面的敏感性分析结果，类似地定义平均总成本（“Cost. Avg ［Type］”）和平均计算时间（“GR. Avg ［Type］”），其中“［Type］”填充为相应分布类型的标记“R/C/RC”。结果的大致趋势与上文类似，平均总成本和平均计算时长均随着 ϑ 的增长而增加。

从图 5-5（a）中可以发现为地理位置分布集中（C 类）的居民服务成本

明显较低，主要是由于医护人员在需求点之间的穿梭时间减少，相应也带来了运作成本降低。地理位置随机均匀分布（R类）算例结果的增长率较慢，而混合型RC类算例结果的增长率高于平均增长率，显示了RC类中算例总成本对同时服务需求比例的变化更敏感。图5-5（b）结果进一步表明，C类实例最容易求解，而RC类实例最难求解，并且对于ϑ的变化同样更敏感，展现了居住地混合分布的情形下问题的复杂性，但本章所提出的算法依然能够较好地应对困难情况，同时也启发医疗机构管理者在进行医护人员调度决策时，需要充分评估所服务区域居民位置分布特性，从而更有针对性地优化布局服务资源。

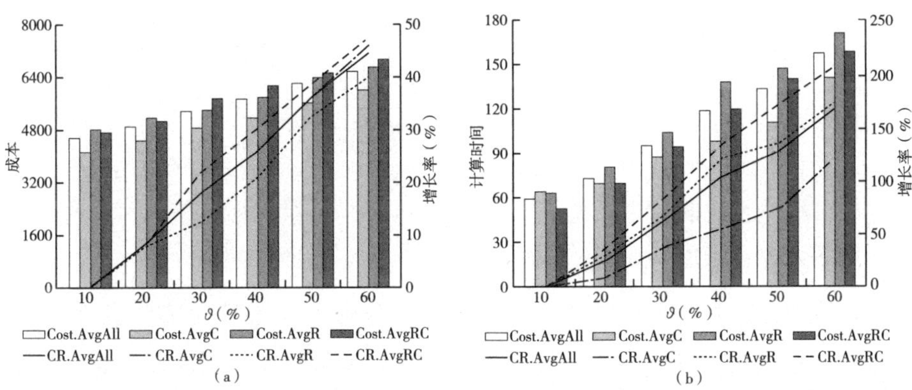

图5-5　需求点分布位置敏感性分析

（2）需求点时间窗的影响分析

算例中关于居民需求时间窗的设置也有显著的不同，与C2、R2和RC2类实例相比，C1、R1和RC1类实例的居民时间窗口对应的时段更短，因而对服务调度结果可能也会造成影响。图5-6描述了同步服务需求比例ϑ对时间窗口松紧程度不同的实例在平均总成本和平均计算时间方面的性能影响。

总体来看，为时间窗较松（C2、R2和RC2类）的居民服务成本普遍要比各自对应的时间窗较紧的算例结果要低，然而前者消耗的计算时间却更多，这在同时包含随机和聚集需求点（RC类）的例子中尤其明显。这样的结果也很符合业务场景实际，不太紧急的需求下宽松的时间窗设置减少了调度的压力，便于灵活地制订一些更加经济高效的工作计划，同时约束条件的松懈也

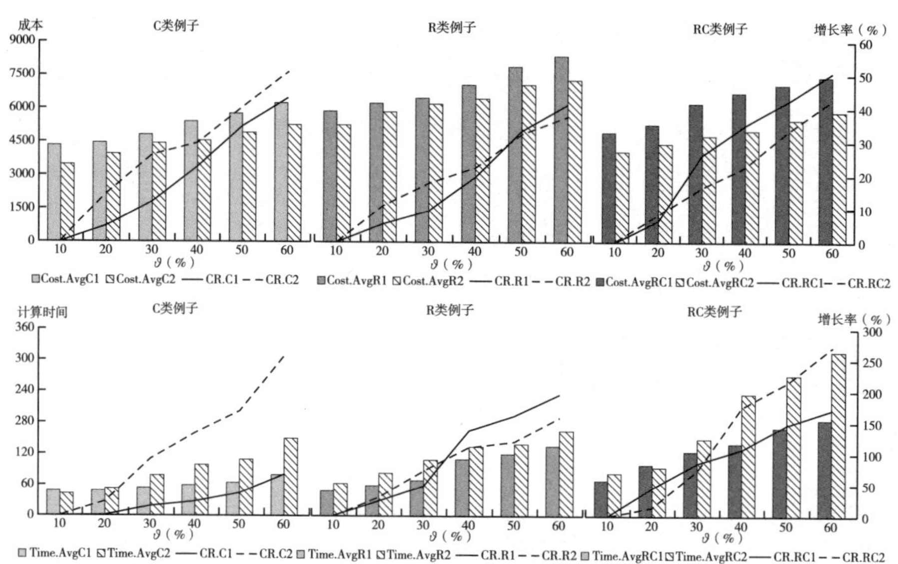

图 5-6　需求点时间窗敏感性分析

放宽了可行域，从而使得计算代价变大，但仍控制在合理范围内，相比起运作效果的提升是值得付出的。

具体而言，为集中分布（C 类）居民在宽松时间窗下的服务成本较低，但随着 ϑ 的增加，其成本的增长速度大多快于为时间窗收紧的居民提供服务的成本增长速度，前者整体上对 ϑ 的变化更为敏感。为随机分布（R 类）居民服务结果的变化趋势则相对复杂，当 $\vartheta<50\%$ 和 $\vartheta<40\%$ 时，时间窗宽松（R2）实例的平均总成本和平均计算时间几乎分别都比紧时间窗相应结果增长快；但当 $\vartheta\geq50\%$ 和 $\vartheta\geq40\%$ 时，规律相反。然而对于分布混合（RC 类）实例，当 $\vartheta>30\%$ 时，紧时间窗的实例成本增长很快，而宽时间窗的实例则求解时间更长，且对 ϑ 的变化更敏感。因而在业务实践中对于较为紧张的服务时间窗需求，应当安排更多的服务资源力量来充分保障任务执行。

2. 同步服务开始时间阈值的影响分析

为了研究同步服务开始时间的间隔阈值系数 H 对灵活调控同步服务人员从不同路线上会集来开展协作行动决策的影响，本部分在 $H\in\{0.1, 0.2, 0.3, 0.4, 0.5, 0.6, 0.7, 0.8\}$ 的不同情况下进行了敏感性实验，见图 5-7。

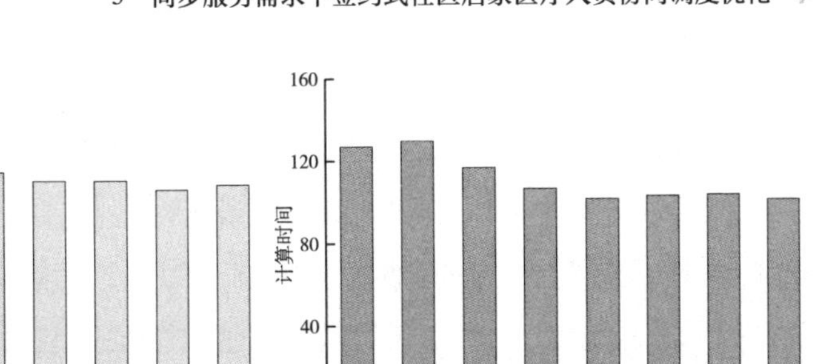

图 5-7　同步服务开始时间阈值敏感性分析

从图 5-7 中可以发现，当 H 从 0.5 减少到 0.1 时，平均总成本和平均计算时间基本上在增加，而当 H 从 0.5 增加到 0.8 时，它们几乎保持不变。这种现象可能是因为当 H 减少时，同步服务协同约束程度变得更强，运作要求更高，因而需要多付出一些成本换取行动效率的保证；然而，当 H 大于 0.5 时，H 的变化对运作方案解空间影响相对较小，所以相关指标结果逐渐变得稳定。结果在整体上呈现出本章算法策略在应对同步服务协同约束变化时的稳定性和有效性，能够充分优化利用现有资源促进医护人员高效实施居家医疗服务协作。

5.7　本章小结

本章在传统的每个需求点只可访问一次的服务路线调度方式基础上，结合居家医疗服务项目的复杂特性，综合完善含有同步服务需求的医护人员协同调度优化问题。利用医疗专技资格供需服务匹配特性，在混合整数规划模型的基础上进一步简化构建了模型的集合划分形式，在充分满足居家医疗服务需求的前提下，以优化医护人员服务调度总成本为目标对人员服务访问序列进行决策，并针对模型特征设计了分支定价切割算法来精确求解问题。算法利用列生成方法来解决集划分模型的线性松弛形式，构造有效不等式加强下界，并基于动态规划在设计的标签算法中结合问题特点融入改进策略，从而高效解决定价子问题。最终通过算例实验结果验证了所提出算法性能，并且探究同步服务在不同居家医疗服务场景下对医护人员调度复杂度的影响和算法应对效果的可行性和有效性，得到的主要结论和建议如下。

（1）通过设置同步服务开始时间阈值增强了模型的可扩展性，根据同步医疗服务项目实施时间规定的不同可以灵活定义和调整问题模型的相关约束，并利用提出的算法有效求解，方便了决策者按照决策偏好灵活调控人员同步协作的行动决策，同时也确保了其他单次访问需求的及时高效服务。

（2）随着同步服务需求比例的增加，医护人员服务调度的总体成本呈快速上升趋势，问题复杂性的增强也为求解过程带来了更大压力，但本章提出的算法依然能够稳定有效地提供解答方案。

（3）居民整体需求分布特点不同的情形下，其服务运作决策受到同步服务需求比例变化的影响程度也有所不同。其中对于较为分散的需求点位置分布或较为紧张的服务时间窗要求，需要安排更多的服务资源力量来充分保障任务执行。因而医疗机构管理者在进行医护人员调度决策时，通过充分评估所服务区域居民位置分布特性及服务时间要求特点，有助于更有针对性地优化布局服务资源。

（4）同步服务开始时间的间隔阈值设定为 50%以下的需求点时间窗比例时，随着阈值系数的减小，同步服务协同约束程度变得更强，从而需要多提供一些服务资源保障服务效果；但在超过 50%的情形下相关成本运算指标结果能够维持在较为稳定的状态，决策方法能够实现充分优化利用现有资源促进医护人员高效实施居家医疗服务。

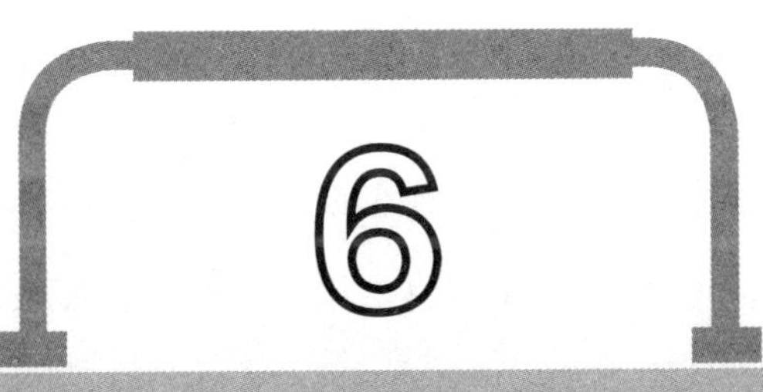

6

出发时间依赖的签约式社区居家医疗人员服务调度优化

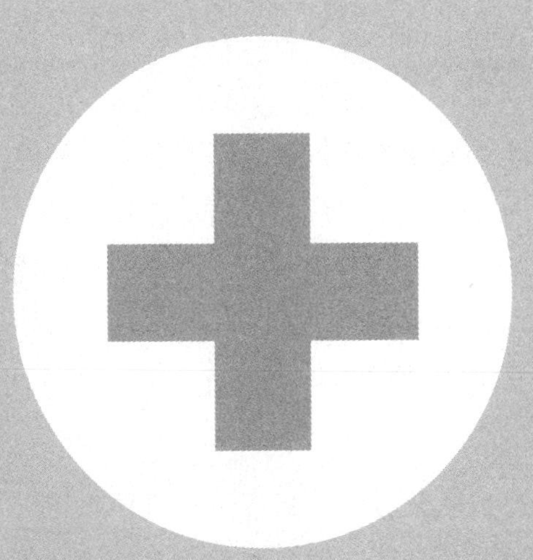

在前述对于居家医疗人员出访服务过程的整体协同优化调度的研究基础上，本章研究尝试进一步调节不同资格类型的医护人员按照弹性时间出发完成指定时段的访问任务，此时总工时可能不同，产生的运作成本也会有较大差异。问题以最小化居家医疗上门服务的人员派出固定成本、工作时长成本和服务约定的时间窗违背成本总和为目标，优化每个医护人员从服务机构出发的最佳时间。这导致了问题中资源是相互作用的，意味着它们以非线性的方式部分相互依赖。因而本章结合问题特点和模型结构性质，并定义和精确推导出发时间依赖下的服务成本，改进提出增强型分支定价切割算法优化求解，其中设计了有界双向标签算法加快求解定价子问题，采取新型的列和切生成方法来获得该问题的下界，同时引入启发式等各种增强策略帮助加快算法寻优进程。

6.1　出发时间依赖下服务人员出访弹性调度优化研究思路

在前述对于居家医疗人员出访服务过程的整体协同调度优化的研究基础上，提高这些具备专业资格人员的调度实践效果除了通过合理规划其访问路线方案来降低交通成本的常规方式以外，不同资历水平的人力成本的有效控制也可进一步提升服务运作效益。然而，传统的直接精减人员派遣数量的方式较为粗放局限，在本研究场景中受到居家医疗服务专技资格匹配性要求和服务时段偏好等问题特性限制，尝试安排不同资格类型的医护人员按照不同时间出发完成指定时段的访问任务，对应的总工时可能不同，产生的运作成本也会有较大差异。

具体地，居家医疗人员在出访行动时结合当日为其所分配的护理任务的情况，考虑相应的供需专技资格匹配性要求、居民位置和服务时段偏好等问题特性限制，在此基础上综合研判确定相关医护人员实际外出服务出发时间。一方面，适量推迟人员工作出发时间可以减少在某些服务开始前不必要的等待，从而减少人员工作时长；另一方面，过量推迟出发时间也可能导致违背时间窗的情况甚至使路线不可行，增加了违约成本并使居民服务体验感下降，因而在决策出发时间的早或晚方面存在着权衡。

由此，针对人员的具体服务实践过程进行细粒度优化，灵活调节不同资格类型的人员配置结构及工作时段以实现精细化高效管理。但在实际中很难仅靠人工经验对合适的出发时间进行准确估计和全局调度效果评判，因而其中的难点在于如何在当日待完成的若干服务项目整体结构性质的影响下，根据待访问任务的类型偏好等属性特点，精确定义和计算出发时间依赖下不同专业资格类型人员所对应的服务路线成本，优化决策路径出发时间，减少服务进行当中不必要的拥挤或等待。

6.2 出发时间对调度效果影响的定量分析

本部分研究问题针对考虑医护人员出发时间的上门服务实施计划，与传统中人员按照统一时间出发的服务方式不同，在制订医护人员的居家医疗服务出访计划基础上，根据具体路线上的居民需求特性，综合研判并决策相应人员的工作开始时间，研究出发时间依赖下相应类型的各级专业技能水平人员的协同调度问题，从而进一步提升访问方案的效率性能。在居家医疗人员实际出访服务过程中，考虑到各类人员所面临各种居家医疗服务需求时间窗的关键因素限制，即一方面，推迟人员工作出发时间可以帮助减少在服务开始前不必要的等待，从而降低人员的工作时长；另一方面，推迟出发时间也可能增加违背时间窗的情况甚至使路线不可行，增加了违约成本，使得居民服务体验感下降，因此在决策出发时间的早或晚方面存在着权衡。其中的关键难点在于如何定义和计算出发时间依赖下对应路线的服务成本，从而在此基础上优化决策路径出发时间 τ^* 。

定义 $R=(0,\ i_1,\ i_2,\ \cdots,\ i_r,\ i_{r+1}=n+1)$ 为一条从社区家庭医疗服务机构出发（起点0），按计划为居民依次完成居家医疗服务最后返回服务机构（终点 $n+1$）的路线，$\bar{T}=(0,\ T_1,\ T_2,\ \cdots,\ T_r,\ T_{r+1})$ 中的元素依次记录了到达该路线上每个点 i_k 处的时刻 T_k，其中及下文 $k=1,\ \cdots,\ r$。记 $\Delta_k^w=max\{e_{i_k}-T_k,\ 0\}$ 为医护人员在需求点 i_k 处的等待时长，则医护人员访问到居民 i_k 处，即部分路线 $(0,\ i_1,\ i_2,\ \cdots,\ i_k)$ 上产生的等待时长之和为 $\Delta^w(k)=\sum_{j=1,\ \cdots,\ k}\Delta_j^w$，令 $\nabla_k=l_{i_k}+\Delta^w(k)-T_k$。设医护人员以 τ 时刻出发按照计划路线 R 服务的成本为 $f_R(\tau)$，$\tau\in[0,\ \tau_R^{fmax}]$，包括总工期成本和迟到引发的时间窗违背成本，其中 τ_R^{fmax} 为考虑当前路线服务需求整体特点，在满足相应约束下医护人员可行的最迟出发时间，该值详细计算见后文引理6-1；为了方便构造出发时间可变的人员服务路线成本计算公式，分别定义变量 $\Delta_{min}=\min\limits_{j\in\{1,\ \cdots,\ r\}:0<\Delta^w(j)<\min\{\Delta^w(r),\ \tau_R^{fmax}\}}\{f_R(\Delta^w(j))\}$，$\nabla_{min}=\min\limits_{j\in\{1,\ \cdots,\ r\}:0<\nabla_j<\min\{\Delta^w(r),\ \tau_R^{fmax}\}}\{f_R(\nabla_j)\}$，从而可以得到如下命题。

命题6-1 设医护人员服务访问路线为 $R=(0,\ i_1,\ i_2,\ \cdots,\ i_r,\ i_{r+1}=n+1)$，途中相应各点到达时间记为向量 $\bar{T}=(0,\ T_1,\ T_2,\ \cdots,\ T_r,\ T_{r+1})$，则其从最优时刻 τ^* 出发的服务工期成本和时间窗违背成本之和为 $f_R(\tau^*)=min\{\Delta_{min},\ \nabla_{min},\ f_R(0),\ f_R(min\{\tau_R^{fmax},\ \Delta^w(r)\})\}$。

证明：针对以下两种情况即可共同证明命题的正确性。

(1) 在 $\tau_R^{fmax}<\Delta^w(r)$ 的情况下：

已知出发时间 $\tau\in[0,\ \tau_R^{fmax}]$，定义需求点下标索引 r_1，有 $\Delta^w(r_1)\leqslant\tau\leqslant min\{\Delta^w(r_1+1),\ \tau_R^{fmax}\}$，并且根据 $\tau\leqslant\tau_R^{fmax}<\Delta^w(r)$ 可知此时返回终点 $n+1$ 处的时间仍然是 T_{r+1}。从而得出：

$$f_R(\tau)=c_q^d(T_{r+1}-\tau)+c_q^w\sum_{k=1,\ \cdots,\ r_1}max\{T_k+\tau-\Delta^w(k)-l_{i_k},\ 0\}+c_q^w\sum_{k=r_1+1,\ \cdots,\ r}max\{T_k-l_{i_k},\ 0\}=c_q^d(T_{r+1}-\tau)+c_q^w\sum_{k=1,\ \cdots,\ r_1}max\{\tau-\nabla_k,\ 0\}+c_q^w\sum_{k=r_1+1,\ \cdots,\ r}max\{T_k-l_{i_k},\ 0\}$$

接下来，将 $\nabla_k(k=1,\ \cdots,\ r_1)$ 中的元素按照非降序重新排列整理为 $\nabla_{[1]}\leqslant\nabla_{[2]}\leqslant\cdots\leqslant\nabla_{[r_1]}$，其中 $[j]$ 代表重排后当前 ∇ 第 j 个位置元素的下标索引，令 $[k]^{-1}$ 为原始的下标索引。那么便有以下三种情形需要进一步讨论。

情形 1：若 $\tau \leqslant min\{\nabla_{[1]}, \Delta^w(r_1+1), \tau_R^{fmax}\}$，则

$$f_R(\tau)=c_q^d(T_{r+1}-\tau)+c_q^w\sum_{k=r_1+1,\cdots,r}max\{T_k-l_{i_k}, 0\}$$

在 τ 中是线性递减的。此时有 $f_R(\tau^*)=f_R(min\{\nabla_{[1]}, \Delta^w(r_1+1), \tau_R^{fmax}\})$ 成立。

情形 2：若 $max\{\nabla_{[r_1]}, 0\}\leqslant\tau\leqslant min\{\Delta^w(r_1+1), \tau_R^{fmax}\}$，则

$$f_R(\tau)=(r_1c_q^w-c_q^d)\tau+c_q^dT_{r+1}+c_q^w\sum_{k=1,\cdots,r_1}\max\{T_k-\Delta^w(k)-l_{i_k}, 0\}+$$
$$c_q^w\sum_{k=r_1+1,\cdots,r}\max\{T_k-l_{i_k}, 0\}$$

在 τ 中呈线性。此时当 $r_1c_q^w\geqslant c_q^d$ 时，$f_R(\tau^*)=f_R(max\{\nabla_{[r_1]}, 0\})$；否则 $f_R(\tau^*)=f_R(min\{\Delta^w(r_1+1), \tau_R^{fmax}\})$。

情形 3：存在一个下标索引使得满足 $max\{\nabla_{[r_2]}, 0\}\leqslant\tau\leqslant min\{\nabla_{[r_2+1]}, \Delta^w(r_1+1), \tau_R^{fmax}\}$，则

$$f_R(\tau)=(r_2c_q^w-c_q^d)\tau+c_q^dT_{r+1}+\sum_{k=1,\cdots,r_2}(T_{[k]^{-1}}-\Delta^w([k]^{-1})-l_{i_{[k]^{-1}}})+$$
$$c_q^w\sum_{k=r_1+1,\cdots,r}max\{T_k-l_{i_k}, 0\}$$

在 τ 中呈线性。此时当 $r_2c_q^w\geqslant c_q^d$ 时，$f_R(\tau^*)=f_R(max\{\nabla_{[r_2]}, 0\})$；否则 $f_R(\tau^*)=f_R(min\{\nabla_{[r_2+1]}, \Delta^w(r_1+1), \tau_R^{fmax}\})$。

综合以上三种情形的分析，在 $\tau_R^{fmax}<\Delta^w(r)$ 情况下命题得证。

（2）在 $\tau_R^{fmax}\geqslant\Delta^w(r)$ 的情况下：

由 $\Delta^w(r)\leqslant\tau\leqslant\tau_R^{fmax}$ 可知此时返回终点 $n+1$ 处的时间是 $T_{r+1}+\tau-\Delta^w(r)$。从而得出：

$$f_R(\tau)=c_q^d(T_{r+1}-\Delta^w(r))+c_q^w\sum_{k=1,\cdots,r_1}\max\{T_k+\tau-\Delta^w(k)-l_{i_k}, 0\}+$$
$$c_q^w\sum_{k=r_1+1,\cdots,r}\max\{T_k-l_{i_k}, 0\}$$

在 τ 中是成对线性非递减的。此时有 $f_R(\tau^*)=f_R(\Delta^w(r))$ 在 $\tau\in[\Delta^w(r), \tau_R^{fmax}]$ 的情况下成立；对于 $\tau\in[0, \Delta^w(r)]$ 的情况类似的也成立。从而命题 6-1 得证。

6.3 出发时间依赖的居家医疗人员服务调度问题模型

6.3.1 建模思路与符号说明

在前文4.3节和5.3节关于医护人员服务调度场景的基本描述与相关定义的基础上，本章问题与前两章模型中参数一致的部分在此不再赘述，以下给出新增的定义。

定义完全有向图 $G=(V, A)$ ，其中 $V=N\cup\{0\}\cup\{n+1\}$ 代表某类型医护人员所访问居民点的集合，$N=\{1, 2, \cdots, n\}$ 为居民需求点，节点0和 $n+1$ 分别表示访问路线的起点和终点，即为社区家庭医疗服务机构；$A=\{(i, j) \mid i, j\in V, i\neq j\}$ 代表路线弧集合。医护人员技能水平等级编号集合定义为 $Q=\{1, 2, \cdots, \bar{q}\}$ ，其中编号值越大代表专业级别越高，技能水平为 q 的人员有资格服务所需级别不高于 q 的所有居民需求。进而可以设置 O_q 为水平等级为 $q\in Q$ 的所有医护人员集合，$n_q=|O_q|$ 为相应医护人员的数量。相应地，定义 N_q 为可以由水平等级为 q 的人员进行服务的所有居民集合，O_i 为技能资格足够为居民 i 提供服务的所有合格技能水平集合，从而可以将服务网络 G 进一步按照技能水平划分为子集 $G_q=(N_q\cup\{0\}\cup\{n+1\}, A_q)$ ，其中 $A_q=\{(i, j)\in A \mid i\in N_q\cup\{0\}, j\in N_q\cup\{n+1\}, i\neq j\}$ 为路线弧子集。显然根据技能水平值的阶梯形式设置，有 $N_1\subseteq N_2\subseteq\cdots\subseteq N_{\bar{q}}$ 。

医护人员以时刻 τ 从社区家庭医疗服务机构出发，需在与居民 i 约定的时段 $[e_i, d_i]$ 内到达进行时长为 s_i 的居家医疗服务。医护人员可以在 e_i 之前到达，但必须等待至该最早的时刻才能开始服务；服务开始时间不能晚于 d_i ，否则将拒绝服务。进一步结合人员上门服务实践现状可发现，即便有时因某些突发状况导致人员未能按约定时段到达，但由于居家患者大多行动不便长期在家，且对于上门护理需求较强烈，其面临暂时的等待虽可能有所不满但仍会接受服务。因而本部分研究将服务时间窗扩展为软约束，设置条件 $e_i < l_i < d_i$ 进一步细分时间窗，即软时间窗 $[e_i, l_i]$ 表示居民积极接受访问的服务时段，建议医护人员尽可能在该时段内开展服务；允许一定的迟到，否则通过在目标中设置软时间窗违背成本施加服务等待惩罚。如此使所得优化方案更具有弹性，在尽可能保持总体服务质量的同时还更好地控制了服务运作成本，有利于签约式居家医疗这类非营利惠民服务的可持续发展。

本部分研究的运作成本由以下部分组成：①医护人员固定成本 c_q^f 。为满足各项服务的技能要求，指派具有适当技能资格水平的医护人员会产生固定成本，可被视为基本工资。一般来说，技能水平越高，人力成本就越高；②总工期成本 c_q^d 。根据人员从出发开始到完成所有任务返回的在岗过程时长计算报酬，考虑到本部分研究目标是通过弹性调节人员出发时间减少服务过程中的不必要等待，优化人员的出访时长和服务效率，因而设置工期总时长的目标能够更加直观反映本章问题优化意图；③时间窗违背成本 c_q^w 。居民对于服务时段有自己的偏好，在问题设置中是通过为每人构建相应的时间窗来模拟的。规定当医护人员迟到时会产生惩罚成本，假定它与迟到时长构成线性关系，也在一定程度上衡量了居民服务满意度。

服务路线可行的条件包括：①离开和返回社区医疗服务机构各一次，每个需求点只访问一次；②访问开始时间符合软时间窗约束；③居民需求和医护人员技能水平相容；④医护人员当日在岗总时长不超过 L 。

问题目标是找到医护人员对居民的最佳分配访问执行计划，根据各自的任务需求属性灵活安排出发时间，使医护人员固定成本、总工期成本和有限迟到情形下的时间窗违背成本之和最小化。

6.3.2 集划分模型构建与分析

集合：

$\mathcal{R}_q$　技能水平为 $q \in \mathcal{Q}$ 的所有医护人员可行的访问路线集合

$N(R)$　路线 $R \in \mathcal{R}_q$ 上服务的居民集合

参数：

n_q　技能水平为 $q \in \mathcal{Q}$ 的医护人员数量

T_{iR}　路线 $R \in \mathcal{R}_q$ 上到达需求点 i 处的时间，$i \in N_q \cup \{n+1\}$

τ_R^*　路线 $R \in \mathcal{R}_q$ 相应医护人员的最优出发时间，能够使得路线运作成本最低

$\bar{c}_R$　路线 $R \in \mathcal{R}_q$ 的服务总成本，根据前述定义可计算得 $\bar{c}_R = c_q^f + c_q^d(T_{n+1,R} - \tau_R^*) + c_q^w \sum_{i \in N(R)} max\{T_{iR} - l_i, 0\}$

a_{iR}　0-1 变量，表示居民 i 是否被安排在路线 $R \in \mathcal{R}_q$ 上服务。若居民 i 在路线 R 上被访问服务，则 $a_{iR}=1$；否则为 0

$b_{(i,j)}^R$　0-1 变量，表示路线 $R \in \mathcal{R}_q$ 是否经过弧 (i, j)。若路线 R 经过弧 (i, j)，则 $b_{(i,j)}^R = 1$；否则为 0

决策变量：

y_R^q　0-1 变量，表示路线 $R \in \mathcal{R}_q$ 是否在最优解里。若技能水平为 $q \in \mathcal{Q}$ 的医护人员的可行路线 R 在问题的最优路线解集里，则 $y_R^q=1$；否则为 0

目标函数：

$$\min \sum_{q \in Q} \sum_{R \in \mathcal{R}_q} \bar{c}_R y_R^q \tag{6-1}$$

约束条件：

$$\sum_{q \in O_i} \sum_{R \in \mathcal{R}_q} a_{iR} y_R^q = 1, \ \forall i \in N \tag{6-2}$$

$$\sum_{R \in \mathcal{R}_q} y_R^q \leqslant n_q, \ \forall q \in \mathcal{Q} \tag{6-3}$$

$$x_{ij}^q = \sum_{R \in \mathcal{R}_q} b_{(i,j)}^R y_R^q, \ \forall q \in \mathcal{Q}, \ i \in N_q \cup \{0\}, \ j \in N_q \cup \{n+1\}, \ (i, j) \in A_q \tag{6-4}$$

$$\sum_{R \in \mathcal{R}_q} \gamma_q(C_q, \rho, mN_q, R) y_R^q \leqslant \left[\sum_{i \in C_q} \rho_i\right], \ \forall C_q \subseteq N_q, \ mN_q \subseteq N_q, \ q \in \mathcal{Q} \tag{6-5}$$

$$y_R^q \in \{0, 1\}, \ \forall R \in \mathcal{R}_q, \ q \in \mathcal{Q} \tag{6-6}$$

目标函数（6-1）表示最小化所有访问路线的总服务成本，包括医护人员使用固定成本、当日服务总工期成本和迟到引发的时间窗违背成本。在满足医护人员专业资格水平满足居民需求的前提下，约束（6-2）规定每个医护人员对每个居民最多只访问一次。约束（6-3）要求从可行路线集合里选出的技能水平为 $q \in \mathcal{Q}$ 的路线最多有 n_q 条，因为技能水平为 $q \in \mathcal{Q}$ 的医护人员

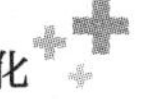

总共有 n_q 名，每名人员对应一条服务路线。约束（6-4）定义了二元弧决策变量 x_{ij}^q 与主问题 MP 决策变量 y_R^q 之间的联系。此外，借鉴第 5 章问题建模引入 lnm-SR 类型切割（5-24）的有效经验，通过设置约束（6-5）帮助进一步加强 MP 线性松弛模型的下界，其中 $|C_q|=3$，$\rho=\left(\frac{1}{2}, \frac{1}{2}, \frac{1}{2}\right)$。约束（6-6）定义了决策变量的取值范围。

6.4 出发时间依赖的 BPC 算法提升方案设计

6.4.1 算法设计原理与框架

本节根据问题特点设计改进了一种增强型分支定价切割（BPC）算法，其中利用启发式策略生成高质量上界，通过基于集划分模型以及动态添加有效不等式的列生成过程，求解定价子问题和优化收紧下界，并提出 in-out CCG（in-out column-and-cut generation）机制及其他相关改进策略来综合提升算法性能。起初模型公式中只涉及少部分可行路线和有效不等式，相应的问题被定义为限制性主问题（restricted master problem，RLMP）。RLMP 每次求解会产生原始解和对偶解，基于对偶解构造定价子问题来尝试找到新的检验数为负值的列即可行解。若成功找到这样的列则将其加入从而更新 RLMP，进入新的算法循环；反之若未找到且原始解为小数，则尝试构建一些有效不等式约束将该原始解从主问题的松弛问题（LMP）的可行域中分离出去，并且这些有效不等式将被加入当前 LMP 中进入下一次算法循环，而若未找到符合条件的不等式，则算法终止。算法整体框架见图 6-1，后续几个小节将详细介绍算法实施的关键环节。

其中，算法构造可行解的能力在优化过程中是至关重要的，得到的整数可行解可用于修剪搜索树节点从而避免探索能力的浪费。在分支限界树的探查过程中通常有两类解可供利用：一是 MP 当前的可行解 $\bar{y}$，但目标值仍有较大优化空间；二是当前节点求解 RLMP 的最优解 $\tilde{y}$，虽然达到的目标值较优，但通常是小数解，对于 MP 不可行。由此本节针对研究问题设计开发了两种

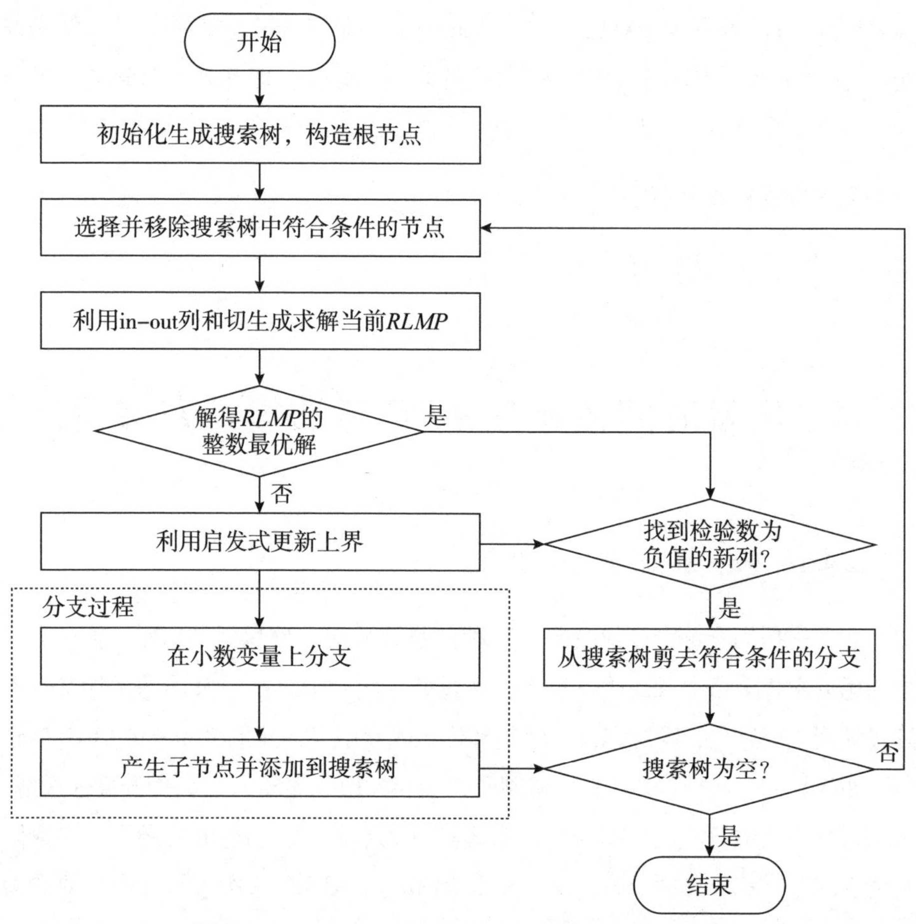

图 6-1　改进列和切生成的分支定价切割算法流程图

启发式方法，充分利用 *RLMP* 的最优解为原问题高效构造优质的可行解：第一种启发式方法依赖于简单的贪婪策略，将 $\tilde{y}$ 中小数值最大的列的主变量固定为 1，然后再次求解所得到的 RLMP，通过不断迭代直到得到一个完整的整数可行解；第二种启发式的主要思想是将当前可行解 $\bar{y}$ 中主变量值为 1 的列作为整数约束加入 RLMP，称之为 sub-ILP 并利用求解器快速求解，这样做可以为获得更高质量可行方案提供更大的机会，由此找到的整数解也是全局主问题的可行解。本章算法初始化阶段便依次调用这两类启发式方法快速有效地构造高质量可行解，帮助进一步提升后续算法求解效率。

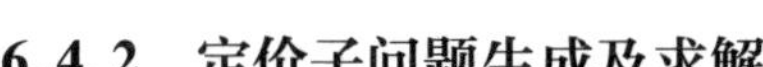

6.4.2 定价子问题生成及求解

1. 定价子问题构建

根据医护人员技能水平 $q \in \mathcal{Q}$ 将定价问题划分为相应的子问题，并定义 λ、μ 和 ξ 分别为约束（6-2）、（6-3）和（6-5）的对偶向量，其中 μ，$\xi \leqslant 0$。从而对于每一条可行路线 $R \in \mathcal{R}_q$，所对应检验数的计算公式为：

$$rc_R^q = \bar{c}_R^q - \sum_{i \in N_q} a_{iR}\lambda_i - \sum_{C_q \subseteq N_q} \gamma_q^n(C_q,\ \rho,\ mN_q,\ R)\,\xi_{C_q} - \mu_q \quad (6\text{-}7)$$

进一步地，定义辅助参数 $G_q = (N_q \cup \{0,\ n+1\},\ A_q)$ 来帮助构建第 q 个定价子问题，$G_q \subseteq G$，$q \in \mathcal{Q}$。随后通过在 G_q 中找到一条成本最低路线以及具有工作总时长约束、时间口约束和成对线性节点成本的最佳出发时间，来求解第 q 组定价子问题。

2. 双向标签算法

标签算法作为一种动态规划算法，通过部分路径状态的传递扩展，构造列举出所有的非支配路线来求解相应的定价子问题。本部分研究结合问题结构性质，权衡算法复杂度代价，在传统标签算法基础上改进设计了双向标签搜索算法，其中标签既要从出发地开始逐个扩展到后继需求点，还要从目的地开始逐个扩展到前继需求点，在中段位置停止，由此限制标签创建数量以提升效率，最后将前向和后向标签遵照一定的规则连接构建成完整的可行路线。下文中将依次描述前向标签构建、后向标签构建和标签连接过程。

（1）前向标签生成（forward labelling）

① 前向标签定义

前向路线 $R = (0,\ \cdots,\ i)$，$i \in N_q \cup \{n+1\}$ 可以相应定义为前向标签 $L_R^f = (i,\ T_R^f(\tau),\ \mathcal{N}_R^f,\ E_R^f,\ \omega_R^f(\tau),\ rc_R^f)$，代表医护人员从服务机构 0 出发经过需求点 i 后正向扩展构成的部分可行路线。标签中各变量元素的具体定义如下。

$T_R^f(\tau)$　从起点以 τ 时刻出发，在居民 i 处的最早服务开始时间，满足 $T_R^f(\tau) \in [e_i,\ d_i]$

$\mathcal{N}_R^f$　维数为 $|N_q|$ 的0-1向量，即 $\mathcal{N}_R^f=(\mathcal{N}_R^f[l]: l\in N_q)$，其中若居民 l 已经在 R 上被访问过，或者虽没有被访问过但若在当前部分路线被访问会导致违背约束条件，则 $\mathcal{N}_R^f[l]=1$；否则为0

E_R^f　维数为 n_{C_q} 的向量，即 $E_R^f=(E_R^f[l]: l=1, \cdots, n_{C_q})$，其中定义 n_{C_q} 为当前求解的RMP中，对偶解为非零值的 lnm-SR类型有效不等式的数量，并且将其中的第 l 个不等式记作 lnm-SR［l］（$l\in\{1, \cdots, n_{C_q}\}$

$\omega_R^f(\tau)$　从起点以 τ 时刻出发，此时违背时间窗约束产生的所有成本

rc_R^f　当前部分路径的检验数

② 前向扩展

在标签前向扩展阶段，从部分路径 $R_0=(0)$ 开始，标签初始化定义为 $L_R^f=\{0, \tau, 0, 0, 0, 0\}$，其中 $\tau\in dom_\tau(L_R^f)$，且 $dom_\tau(L_R^f)=[0, \tau_R^{fmax}]$，$\tau_R^{fmax}>0$。沿着弧 $(i, j)\in A_q$ 将标签 L_R^f 从需求点 i 到点 j 尝试做前向部分扩展，当同时满足 $\mathcal{N}_R^f[j]=0$，$T_R^f(0)+s_i+t_{ij}\leqslant d_j$ 且 $max\{T_R^f(0)+s_i+t_{ij}, e_j\}+s_j\leqslant L$ 的约束条件时，允许将前序部分路线扩展为 (R_0, j)，并且新标签 $L_{R'}^f=(j, T_{R'}^f(\tau), \mathcal{N}_{R'}^f, E_{R'}^f, \omega_{R'}^f(\tau), rc_{R'}^f)$ 中各状态变量的更新方程如下：

(1a) $T_{R'}^f(\tau)=max\{T_R^f(\tau)+s_i+t_{ij}, e_j\}$

(1b) $\mathcal{N}_{R'}^f[l]=\begin{cases}1, \ if\ l=j\ or\ (l\neq j\ and\ T_{R'}^f(\tau)+s_j+t_{jl}>d_l)\\ \mathcal{N}_R^f[l], \ otherwise\end{cases}, \quad \forall l\in N_q$

(1c) $E_{R'}^f[l]=\begin{cases}0, \ if\ j\notin mN_q(l)\\ E_R^f[l]+\dfrac{1}{2}, \ if\ j\in C(l)\\ E_R^f[l]+\dfrac{1}{2}-1, \ if\ j\in C(l)\ \ and\ E_R^f[l]+\dfrac{1}{2}\geqslant 1\\ E_R^f[l], \ otherwise\end{cases}, \quad \forall l\in\{1, \cdots, n_{C_q}\}$

(1d) $\omega_{R'}^f(\tau)=\omega_R^f(\tau)+max\{T_{R'}^f(\tau)-l_j, 0\}$

(1e) $rc_{R'}^f=rc_R^f-\lambda_j-\sum_{l=1, \cdots, n_{C_q}} z_l\xi_l$，其中 z 是维数为 n_{C_q} 的0-1向量，当

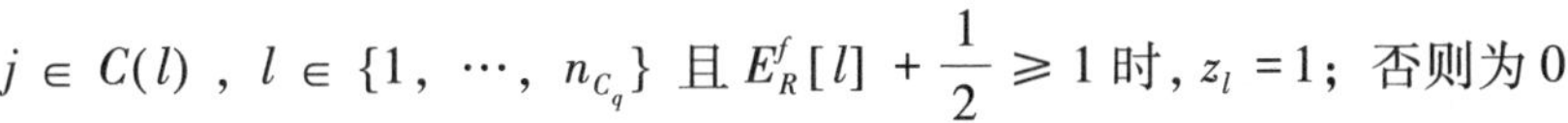

$j \in C(l)$ ，$l \in \{1, \cdots, n_{C_q}\}$ 且 $E_R^f[l] + \frac{1}{2} \geqslant 1$ 时，$z_l = 1$；否则为0

当扩展到终点 $n+1$ 时，考虑到出发时间影响下的完整路线 R 的检验数计算公式为：

$$(1f)\ rc_{n+1}^f = \min_{\tau \in dom_\tau(L_{n+1}^f)} \left(c_q^d (T_{n+1}^f(\tau) - \tau) + c_q^w \omega_{n+1}^f(\tau) \right) + c(R) + c_q^f - \mu_q$$

③ 前向支配规则

设 $\varepsilon(L_R^f)$ 为标签 L_R^f 前向扩展过程中产生的所有可行扩展标签集合。对于其中的任一标签 $L_{\bar{R}}^f \in \varepsilon(L_R^f)$ ，定义 $L_R^f \oplus L_{\bar{R}}^f$ 为由标签 L_R^f 进一步扩展 $L_{\bar{R}}^f$ 部分后得到的标签结果，从而 $R \oplus \bar{R}$ 代表扩展得到的路线。

当标签 $L_{R_2}^f$ 的所有可行扩展对于 $L_{R_1}^f$ 也是可行的，那么就称标签 $L_{R_1}^f$ 支配（dominate）标签 $L_{R_2}^f$，并且此时前者产生路线的检验数值不大于后者，优势更大。

进一步地，计算 τ_R^{fmax} 过程如下：

定义区间 $I = (-\infty, \tau_{R_1}^{fmax} - \tau_{R_2}^{fmax})$ ，并且定义计算 $\Phi(L_{R_1}^f, L_{R_2}^f) = max\{x \in \mathbb{R}: T_{R_1}^f(\max\{0, \tau + x\}) \leqslant T_{R_2}^f(\tau),\ \omega_{R_1}^f(\max\{0, \tau + x\}) \leqslant \omega_{R_2}^f(\tau),\ \forall \tau \in dom_\tau(L_{R_2}^f)\}$ ，值为正数代表此时医护人员按照路线 R_1 服务时，相比起按照 R_2 服务的出发时间 $\tau \in dom_\tau(L_{R_2}^f)$ 可以推迟多久，并且确保与路线 R_2 的计划同时或提早到达 R_2 的终点位置且不会产生更多的时间窗违背情况；反之，当计算值为负数时相应代表着 R_1 上需要提前出发的时长。

引理6-1　设 $R = (0, i_1, i_2, \cdots, i_r = i)$ 为一条从服务机构出发的路径向量，$\bar{T} = (0, T_1, T_2, \cdots, T_r)$ 为路线上到达每个居民点的时间向量，其中任一点 i_k 处的硬时间窗需求为 $[e_{i_k}, d_{i_k}]$ 。记 $\Delta_k^w = max\{e_{i_k} - T_k, 0\}$ 为医护人员在需求点 $i_k(k = 1, \cdots, r)$ 处的等待时长，则可行出发时间最迟为 $\tau_R^{fmax} = \min_{k=1,\cdots,r}\{d_{i_k} - T_k - \sum_{j=1,\cdots,k-1} \Delta_j^w\}$ 。

证明：假设该路线 R 上医护人员于时间 τ 出发，那么到达需求点 $i_k(k = 1, 2, \cdots, r)$ 的时间为 $T_k + max\{\tau - \sum_{j=1,\cdots,k-1} \Delta_j^w, 0\}$ 。为了确保满足时间窗约束，则需有 $T_k + max\left\{\tau - \sum_{j=1,\cdots,k-1} \Delta_j^w, 0\right\} \leqslant d_{i_k}$ ，即 $\tau \leqslant d_{i_k} - T_k -$

$\sum_{j=1,\ \cdots,\ k-1}\Delta_j^w$；进而只需 $\tau \leqslant \min_{k=1,\ \cdots,\ r}\{d_{i_k} - T_k - \sum_{j=1,\ \cdots,\ k-1}\Delta_j^w\}$，得证。

基于以上定义和分析，可以得到后向标签扩展的非支配规则如下。

引理 6-2 标签 $L_{R_1}^f$ 支配标签 $L_{R_2}^f$ 需同时满足以下条件：

(i) $T_{R_1}^f(0) \leqslant T_{R_2}^f(0)$

(ii) $N_{R_1}^f[l] \leqslant N_{R_2}^f[l]$，$\forall l \in N_q$

(iii) $rc_{R_1}^f \leqslant rc_{R_2}^f + \sum_{1 \leqslant l \leqslant n_{C_q}: E_{R_1}^f[l] > E_{R_2}^{f\prime}[l]} \xi_l - c_q^d \Phi(L_{R_1}^f, L_{R_2}^f)$

（2）后向标签生成（backward labelling）

① 后向标签定义

类似地，后向路线 $R = (j, \cdots, n+1)$，$j \in N_q \cup \{0\}$ 可以相应定义为后向标签 $L_R^b = (j, T_R^b(\tau), N_R^b, E_R^b, \omega_R^b(\tau), rc_R^b)$，代表从服务机构 $n+1$ 点开始后向扩展到需求点 j 所构成的部分可行路线。其中 N_R^b，E_R^b，$\omega_R^b(\tau)$ 和 rc_R^b 的定义与前向标签中的相应变量类似，在此不作赘述；$T_R^b(\tau)$ 表示从需求点 j 离开的最晚时间，沿着当前部分路线可以于时间 τ 到达目的地 $n+1$。

② 后向扩展

在标签后向扩展阶段，从部分路径 $R = (n+1)$ 开始，标签初始化定义为 $L_R^b = \{0, \tau, 0, 0, 0, 0\}$，其中 $\tau \in dom_\tau(L_R^b)$，且 $dom_\tau(L_R^b) = [\tau_q^{bmin}, T_q]$，$\tau_q^{bmin} > 0$，$T_q = \max_{i \in N_q}\{d_i + s_i + t_{i,\ n+1}\}$ 表示到达目的地 $n+1$ 可行的最晚时间。对于弧 $(i, j) \in A_q$ 将标签 L_R^b 从需求点 j 到点 i 尝试做后向部分扩展，当同时满足 $\mathcal{N}_R^b[i] = 0$，$T_R^b(\tau) - t_{ij} - s_j \geqslant d_i + s_i$ 且 $T_q - min\{T_R^b(\tau) - t_{ij} - s_j,\ d_i + s_i\} \leqslant L$ 的约束条件时，允许将部分路线扩展为 (i, R)，并且新标签 $L_{R'}^b = (i, T_{R'}^b(\tau), \mathcal{N}_{R'}^b, E_{R'}^b, \omega_{R'}^b(\tau), rc_{R'}^b)$ 中各状态变量的更新方程如下：

(2a) $T_{R'}^b(\tau) = min\{T_R^b(\tau) - t_{ij} - s_j,\ d_i + s_i\}$

(2b) $\mathcal{N}_{R'}^b[l] = \begin{cases} 1, & if\ l = i\ or\ (l \neq i\ and\ T_{R'}^b(\tau) - t_{li} - s_i > d_l + s_l) \\ \mathcal{N}_R^b[l], & otherwise \end{cases}$，$\forall l \in N_q$

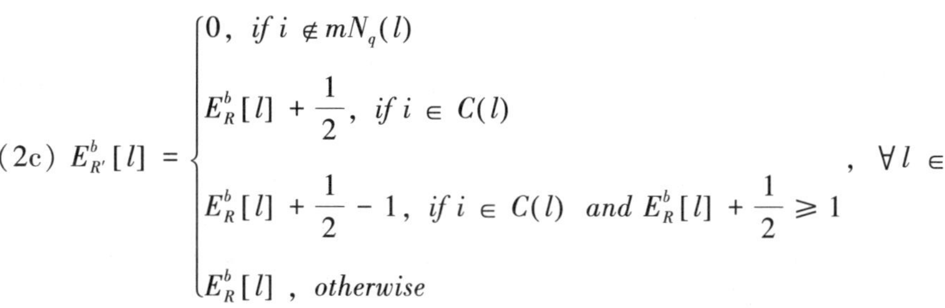

$$(2c)\ E_{R'}^{b}[l]=\begin{cases}0,\ if\ i\notin mN_q(l)\\ E_R^b[l]+\dfrac{1}{2},\ if\ i\in C(l)\\ E_R^b[l]+\dfrac{1}{2}-1,\ if\ i\in C(l)\ \ and\ E_R^b[l]+\dfrac{1}{2}\geqslant 1\\ E_R^b[l]\ ,\ otherwise\end{cases},\ \forall l\in$$

$\{1,\ \cdots,\ n_{C_q}\}$

(2d) $\omega_{R'}^{b}(\tau)=\omega_{R}^{b}(\tau)+max\{T_{R'}^{b}(\tau)-s_i-l_i,\ 0\}$

(2e) $rc_{R'}^{b}=rc_{R}^{b}-\lambda_i-\sum_{l=1,\ \cdots,\ n_{C_q}} z_l\xi_l$，其中 z 是维数为 n_{C_q} 的0-1向量，当 $i\in C(l)$，$l\in\{1,\ \cdots,\ n_{C_q}\}$ 且 $E_R^b[l]+\dfrac{1}{2}\geqslant 1$ 时，$z_l=1$；否则为0

当扩展到起始点0时，考虑到出发时间影响下的完整路线 R 的检验数计算公式为：

(1f) $rc_0^b=\min\limits_{\tau\in dom_\tau(L_0^b)} c_q^d(\tau-T_0^b(\tau))+c_q^w\omega_0^b(\tau))+c(R)+c_q^f-\mu_q$

③ 后向支配规则

设 $\varepsilon(L_R^b)$ 为标签 L_R^b 后向扩展过程中产生的所有可行扩展标签集合。对于其中的任一标签 $L_{\bar{R}}^b\in\varepsilon(L_R^b)$，定义 $L_R^b\oplus L_{\bar{R}}^b$ 为由标签 L_R^b 进一步扩展 $L_{\bar{R}}^b$ 部分后得到的标签结果，从而 $\bar{R}\oplus R$ 代表扩展得到的路线。

当标签 $L_{R_2}^b$ 的所有可行扩展对于 $L_{R_1}^b$ 也是可行的，那么就称标签 $L_{R_1}^b$ 支配标签 $L_{R_2}^b$。

类似地，计算 τ_R^{bmin} 过程如下：

定义区间 $I=(-\infty,\ \tau_{R_1}^{bmin}-\tau_{R_2}^{bmin})$，并且定义计算 $\Phi(L_{R_1}^b,\ L_{R_2}^b)=max\{x\in\mathbb{R}:\ T_{R_1}^f(\min\{\mathcal{T}_q,\ \tau+x\})\geqslant T_{R_2}^b(\tau),\ \omega_{R_1}^b(\min\{\mathcal{T}_q,\ \tau+x\})\leqslant\omega_{R_2}^b(\tau),\ \forall\tau\in dom_\tau(L_{R_2}^b)\}$，值为正数代表此时医护人员按照部分路线 R_1 服务时，比起按照 R_2 服务离开起始点的时间 $\tau\in dom_\tau(L_{R_2}^b)$ 可以推迟多久，同时可以确保与路线 R_2 的计划同时或延迟离开 R_2 的起始点位置且不会产生更多的时间窗违背情况；反之，当计算值为负数时相应代表着 R_1 上需要提前出发的时长。

引理6-3 设 $R=(j_r=j,\ \cdots,\ j_2,\ j_1,\ n+1)$ 为一条在时间 $\mathcal{T}_q$ 返回医疗中

心 $n+1$ 的路径向量，$\overline{T}=(T_r, \cdots, T_2, T_1, \mathcal{T}_q)$ 为路线上离开每个居民点的时间向量，其中任一点 j_k 处的硬时间窗需求为 $[e_{j_k}, d_{j_k}]$，服务时长为 s_{j_k}。记 $\Lambda_k^w = max\{T_k - d_{i_k} - s_{i_k}, 0\}$ 为医护人员在需求点 $j_k(k=1, \cdots, r)$ 处的等待时长，则可行出发时间最迟为 $\tau_R^{bmin} = \max_{k=1, \cdots, r}\{\mathcal{T}_q - \sum_{j=1, \cdots, k-1}\Lambda_j^w - T_k + e_{j_k} + s_{j_k}\}$。

证明：假设该路线 R 上医护人员于时间 τ 出发，那么离开需求点 $j_k(k=1, 2, \cdots, r)$ 的时间为 $T_k - max\{\mathcal{T}_q - \tau - \sum_{j=1, \cdots, k-1}\Lambda_j^w, 0\}$。为了确保满足时间窗约束，则需有 $T_k - \max\{\mathcal{T}_q - \tau - \sum_{j=1, \cdots, k-1}\Lambda_j^w, 0\} \geqslant e_{j_k} + s_{j_k}$，即 $\tau \geqslant \mathcal{T}_q - \sum_{j=1, \cdots, k-1}\Lambda_j^w - T_k + e_{j_k} + s_{j_k}$；进而只需 $\tau \leqslant \max_{k=1, \cdots, r}\{\mathcal{T}_q - \sum_{j=1, \cdots, k-1}\Lambda_j^w - T_k + e_{j_k} + s_{j_k}\}$，引理得证。

基于以上分析，可得后向标签扩展的非支配规则如下，证明思路与引理 6-2 类似。

引理 6-4 标签 $L_{R_1}^b$ 支配标签 $L_{R_2}^b$ 需同时满足以下条件：

(i) $T_{R_1}^b(T_q) \geqslant T_{R_2}^b(T_q)$

(ii) $\mathcal{N}_{R_1}^b[l] \leqslant \mathcal{N}_{R_2}^b[l]$，$\forall l \in N_q$

(iii) $rc_{R_1}^b \leqslant rc_{R_2}^b + \sum_{1\leqslant l\leqslant n_{C_q}: E_{R_1}^b[l] > E_{R_2}^b[l]} \xi_l - c_q^d \Phi(L_{R_1}^b, L_{R_2}^b)$

(3) 标签连接规则

双向标签搜索算法中，前向标签不一定完整扩展到终点 $n+1$，后向标签也不一定完整扩展到起点 0，它们只需要中途扩展到合适的程度，按照规则拼接成可行的完整路线即可，如此一来标签的产生数量得以控制减少，从而帮助提升了算法效率。在本节研究中，规定标签正反向扩展的终止条件分别为 $T_{R_1}^f(0) < \mathcal{T}_q/2$ 和 $T_{R_1}^b(T_q) > \mathcal{T}_q/2$。某一前向标签 $L_{R_1}^f = (i, T_{R_1}^f(\tau), N_{R_1}^f, E_{R_1}^f, \omega_{R_1}^f(\tau), rc_{R_1}^f)$ 和某一后向标签 $L_{R_2}^b = (j, T_{R_2}^b(\tau), \mathcal{N}_{R_2}^b, E_{R_2}^b, \omega_{R_2}^b(\tau), rc_{R_2}^b)$ 连接构成可行路径 $R = R^f \oplus R^b$ 需要同时满足以下条件：

(i) $\mathcal{N}_{R_1}^f \cap N_{R_2}^b = \varnothing$

(ii) $T_{R_1}^f(0) + s_i + t_{ij} + s_j \leqslant T_{R_2}^b(\mathcal{T}_q)$

(iii) 完整路径 R 的服务总时长不超过工作时限 L

设 $RC(\tau^*, R)$ 是所构成路径 R 的检验数，其中 τ^* 是当前路线的最优出

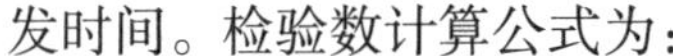
发时间。检验数计算公式为：

$$RC(\tau^*,\ R) = c_q^d(T^f(\tau^*,\ R) - \tau^*) + \omega^f(\tau^*,\ R) + rc^f(R) + c_q^f - \mu_q \quad (6-8)$$

6.4.3　In-out 列和切生成

为了改进经典列生成和切割算法的收敛性能缺陷，在 Ben-Ameur 和 Neto 等学者研究工作的启发下，本章开发了一种 in-out CCG 算法来有效缓解基础算法长时间运行效果退化的弊端，帮助提升所研究问题的 LMP 求解效率。

设 $\boldsymbol{y}^{in}$ 为 LMP 的可行解，$\boldsymbol{y}^{out}$ 为当前 RLMP 的最优可行解，在此基础上进一步定义 $\boldsymbol{y}^{sep} = \alpha\boldsymbol{y}^{out} + (1-\alpha)\boldsymbol{y}^{in}$，其中 $\alpha \in (0,\ 1]$。与传统切割算法将 $\boldsymbol{y}^{out}$ 从 LMP 可行域中分离出去的做法不同，此处通过构造 *lnm*-SRC 有效不等式来把 $\boldsymbol{y}^{sep}$ 分开。相应地，设置 LMP 对偶问题的可行解 $(\lambda^{in},\ \mu^{in},\ \xi^{in})$，称为对偶内点（internal point），初始化为（0，0，0）；设置 RLMP 对偶问题的可行解 $(\lambda^{out},\ \mu^{out},\ \xi^{out})$，称为对偶外点（external point），取值为当前对偶问题的最优解；分离点（separate point）的计算方式为 $(\lambda^{sep},\ \mu^{sep},\ \xi^{sep}) = \beta(\lambda^{out},\ \mu^{out},\ \xi^{out}) + (1-\beta)(\lambda^{in},\ \mu^{in},\ \xi^{in})$，其中 $\beta \in (0,\ 1]$。由于 LMP 的对偶域包含在当前 RLMP 的对偶域中，所以 LMP 的对偶内点也在当前 RLMP 的对偶域中。由于 $(\lambda^{sep},\ \mu^{sep},\ \xi^{sep})$ 是对偶内点和对偶外点的凸组合，所以它也在当前 RLMP 的对偶域中，即 $(\lambda^{sep},\ \mu^{sep},\ \xi^{sep})$ 也是当前 RLMP 的对偶可行解。

因而在本章所设计的算法策略中，通过用 $(\lambda^{sep},\ \mu^{sep},\ \xi^{sep})$ 来代替对偶外点 $(\lambda^{out},\ \mu^{out},\ \xi^{out})$ 作为问题的对偶变量来构造定价子问题，增强算法过程的收敛性。In-out CCG 算法流程见图 6-2。

在列生成的每个迭代过程中，每当得到一个对偶外点 $(\lambda^{out},\ \mu^{out},\ \xi^{out})$，就相应计算分离点 $(\lambda^{sep},\ \mu^{sep},\ \xi^{sep})$ 来参与构造定价子问题。每次循环求解完定价子问题后，如果有检验数为负值的列，就将其加入当前的 RLMP 中提高后续迭代寻优的效率，随后求解更新的 RLMP 得到新的对偶外点 $(\lambda^{out},\ \mu^{out},\ \xi^{out})$，此时对偶内点 $(\lambda^{in},\ \mu^{in},\ \xi^{in})$ 不作改变；反之，如果不存在检验数为负的列，那么 $(\lambda^{sep},\ \mu^{sep},\ \xi^{sep})$ 对于 LMP 是可行的，随后 $(\lambda^{in},\ \mu^{in},\ \xi^{in})$ 被赋值为 $(\lambda^{sep},\ \mu^{sep},\ \xi^{sep})$，而 $(\lambda^{out},\ \mu^{out},\ \xi^{out})$ 不作改变。类似地，一旦当前列生成达到结束条件，并且得到的 $\boldsymbol{y}^{out}$ 是小数解，就计算 $\boldsymbol{y}^{sep}$ 并尝试构建 *lnm*-

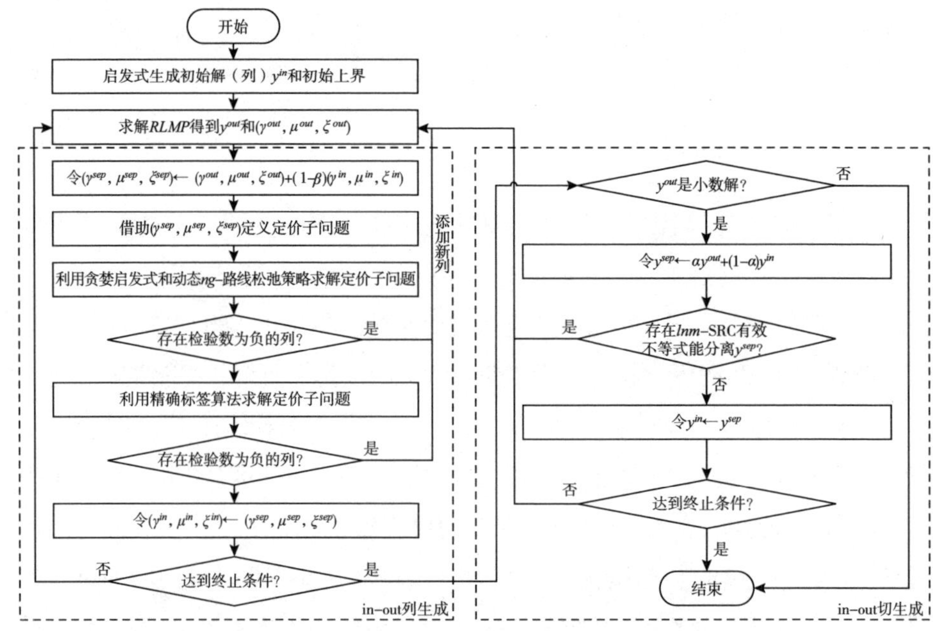

图 6-2　改进列和切生成算法流程

SRC 有效不等式以将 $\boldsymbol{y}^{sep}$ 从 LMP 可行域中分离出去。如果发现了符合条件的有效不等式，则将其加入当前的 LMP 中。由于 $\boldsymbol{y}^{sep}$ 是 $\boldsymbol{y}^{in}$ 和 $\boldsymbol{y}^{out}$ 的凸组合，因而这些不等式也会被 $\boldsymbol{y}^{out}$ 所违反。随后，通过求解所得到的 RLMP 获得新的点 $\boldsymbol{y}^{out}$。在这种情况下，点 $\boldsymbol{y}^{in}$ 不会改变；反之，如果没有找到 lnm-SRC 有效不等式，就会得到一个 LMP 目标值较低的新可行解，此时将 $\boldsymbol{y}^{in}$ 设定为 $\boldsymbol{y}^{sep}$，$\boldsymbol{y}^{out}$ 不变。

接下来，针对如何在所设计算法的每次迭代中产生当前 RLMP 目标值的上界和下界，结合前文集划分模型及其中 lnm-SR 约束的相关定义，并且为了方便下文表述，将约束（6-5）中决策变量 y_R^q 的系数简记为 γ_{k_qR}，右端项简记为 b_{k_q}（$k \in n_{C_q}$）。设 $\bar{\mathcal{R}}_q$ 为医疗资格水平为 $q \in \mathcal{Q}$ 的医护人员的所有可行路线集合，则可以进一步推导出 $\bar{z}^{sep} = \sum_{i=1}^{n} \lambda_i^{sep} + \sum_{q \in \mathcal{Q}} n_q \mu_q^{sep} + \sum_{q \in \mathcal{Q}} \sum_{k=1}^{n_{C_q}} \xi_{k_q}^{sep} b_{k_q}$，$\bar{z}^{out} = \sum_{i=1}^{n} \lambda_i^{out} + \sum_{q \in \mathcal{Q}} n \mu_q^{out} + \sum_{q \in \mathcal{Q}} \sum_{k=1}^{n_{C_q}} \xi_{k_q}^{out} b_{k_q}$ 为当前 RLMP 对偶问题及其对偶向量（μ^{sep}，λ^{sep}，ξ^{sep}）和（μ^{out}，λ^{out}，ξ^{out}）分别对应的目标值，SP_q（λ^{sep}，μ^{sep}，

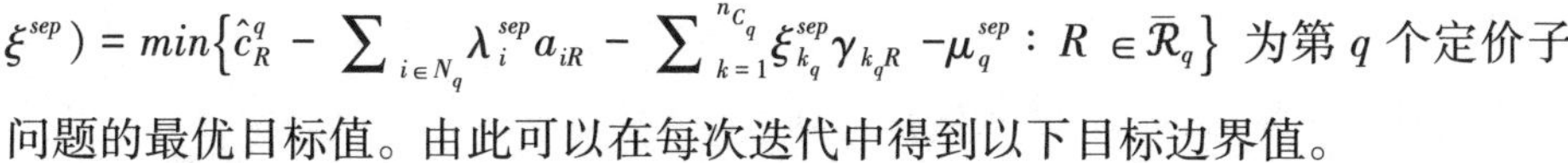

$\xi^{sep}) = min\{\hat{c}_R^q - \sum_{i \in N_q} \lambda_i^{sep} a_{iR} - \sum_{k=1}^{n_{C_q}} \xi_{k_q}^{sep} \gamma_{k_q R} - \mu_q^{sep} : R \in \bar{\mathcal{R}}_q\}$ 为第 q 个定价子问题的最优目标值。由此可以在每次迭代中得到以下目标边界值。

引理 6-5：设 $z_{\overline{LMP}}^*$ 为当前 LMP 的最优目标值，且其可行路线集合为 $\bar{\mathcal{R}}_q$，$q \in \mathcal{Q}$。则目标值范围为 $\bar{z}^{sep} + \sum_{q \in \mathcal{Q}} n_q \min\{SP_q(\lambda^{sep}, \mu^{sep}, \xi^{sep}), 0\} \leqslant z_{\overline{LMP}}^* \leqslant \bar{z}^{out}$。

特别地，若当前路径决策变量正好满足整数约束，则 $\bar{z}^{out}$ 正好为 z^* 的上界。寻求目标值上下界的优势在于它们可以在算法运行过程中有效证明当前解的最优性，或者帮助充分探索搜索树的当前节点。

除此之外，在搜索树的每个节点上，由上述设计的列和切生成过程得到的 RMP 的最优解即为该节点的下界。如果下界值大于当前的上界，或者是整数解，则相应的节点被剪掉不再进一步搜索；否则需要进行分支。由于定价子问题可以用类似于处理相应父节点的方式来求解，因此设计统一的分支策略足矣。定义 $\bar{y}_R^q$ 和 $\bar{x}_{ij}^q = \sum_{r \in R_q} b_{(i,j)}^r \bar{y}_r^q$ 分别为决策变量 y_R^q 和 x_{ij}^q 中的元素值，其中 $q \in \mathcal{Q}$，$R \in \mathcal{R}_q$，$(i, j) \in A_q$。结合本章研究问题特点及 5.5.5 节关于分支策略的细致探究，类似地可以设计三阶段层次分支策略进行分支操作，在此不再赘述。

关于节点选择策略，本算法设计了混合策略来经济高效地探查搜索树，它综合了深度优先即后进先出（LIFO）规则和最佳边界规则：如果当前节点没有被搜索完全，则采用深度优先规则，即从当前节点的子节点中选择其一作为下一个要探查的节点；如果已完成当前节点的搜索，则采用最佳边界规则，即选择具有最小局部下界的活动节点作为下一个要搜索的节点。

6.4.4 In-out CCG 过程增强策略

In-out CCG 算法过程由于必须多次解决定价子问题，且这些问题是 NP-hard 的，当需求规模较大时，计算代价十分昂贵。受到上一章所设计的算法策略机制及其良好的测试效果启发，本章在提出的精确型双向标签算法的基础上进一步开发了两种策略来加快算法求解定价子问题的效率，包括贪婪启发式策略和动态 ng-路线松弛策略。在每次列生成迭代过程中，首先执行贪婪启发式策略，若发现检验数为负数的列，则将其添加到当前的 RLMP 中并重新优化后开始新的迭代；否则便执行动态 ng-路线松弛策略，类似地，若产生了检验数为负的新列，就开始新的迭代。若两种策略在当前问题下均未找到新列，则应用精确双向标签算法求解当前的定价子问题确保方案的最优性，策略具体原理如下。

1. 贪婪启发式策略

本章采取了确定型和随机型两种贪婪启发式方法来帮助快速求解定价子问题。该策略的基本原理是考虑到服务需求和医护人员技能水平之间的兼容性，邻域算法通过给从起点开始的前向部分路线添加弧线，或给从终点开始的后向部分路线添加弧线来产生解方案，并根据问题规模大小重复实施数次。具体而言，在确定型的贪婪启发式中，每次迭代时从那些不构成回路的弧线中选择最优的弧线添加进来；而在随机型的贪婪启发式策略下，设置每次迭代从当前的五条最有价值的弧线中随机选择一个。本章算法求解时首先运用确定型贪婪启发式策略构建可行路线，若无法找到检验数为负值的列，则调用随机型启发式策略进一步帮助加快寻找符合条件的新列。

2. 动态 ng-路线松弛策略

包含回路的路线虽然不符合问题模型约束，并且不利于算法下界的收紧，然而作为一种松弛条件却可以使得定价子问题变得更容易解决，因而尝试引入 ng-路线松弛策略来进一步提高算法求解定价子问题的效率。定义一个子集 $NG_i \subseteq N_q$，其中的需求点满足 $i \in NG_i$，则同时有 $i \in N_q$，$q \in Q$。当需求点 i 在一条路线上被多次访问，且对其相邻两次访问之间至少还访问了一个其他的需求点 j 并满足 $i \notin NG_j$ 时，这便构成了一条 ng-路线，即当路线从点 i 的邻域 NG_i 离开后允许它再次访问该需求点 i。

将该策略运用到前述设计的双向标签算法框架中，只需将 6.4.2 节标签状态变量更新规则中的式（1b）和式（2b）分别进行如下替换：

$$(1b')\ \mathcal{N}^f_{R'}[l] = \begin{cases} 1,\ if\ l = j\ or\ (l \in NG_j \setminus \{j\}\ and\ T^f_{R'}(\tau) + s_j + t_{jl} > d_l) \\ \mathcal{N}^f_R[l],\ if\ l \in NG_j \setminus \{j\}\ and\ T^f_{R'}(\tau) + s_j + t_{jl} \leq d_l \\ 0,\ if\ l \notin NG_j \end{cases},$$

$\forall l \in N_q$

$$(2b')\ \mathcal{N}_{R'}^{b}[l]=\begin{cases}1,\ if\ l=i\ or\ (l\in NG_i\setminus\{i\}\ and\ T_{R'}^{b}(\tau)-t_{li}-s_i>d_l+s_l)\\ \mathcal{N}_{R}^{b}[l],\ if\ l\in NG_i\setminus\{i\}\ and\ T_{R'}^{b}(\tau)-t_{li}-s_i\leq d_l+s_l\\ 0,\ if\ l\notin NG_i\end{cases},$$

$\forall l\in N_q$

利用该策略计算定价子问题得到的下界质量很大程度上取决于邻域 NG_i 的规模，显然较小的邻域会产生较弱的下界，但同时也会减少计算时间，需要权衡适当设置。在本章中通过定义一个常量 Δ_{ng} 对邻域进行动态扩充，流程如下：从一个空邻域 NG_i（$i\in N_q$）开始，用松弛规则下的双向标签算法求解当前定价子问题。如果其中的某个节点 i 在算出的最优 ng-路线中被访问了一次以上，就把该节点加入所有节点的邻域中，从而实现了动态 ng-路线松弛操作。

6.5 算例实验及结果分析

6.5.1 关键参数调节和优化策略有效性测试

在前文关于成都市武侯区 W 街道某社区开展的签约式居家医疗服务的业务场景分析和算例设计的基础上，本节结合本章研究的问题进一步首先测试所提出改进算法在搜索树的根节点处求解问题的能力，具体包括评估关键参数 α 和 β、增强策略（贪婪启发式和动态 ng-路线松弛）以及有效不等式的构建对所提出的 in-out CCG 算法过程的影响，从而确保算法改进思路的合理有效。除了前述章节实验统计运行结果的相关指标，本节表格中还增加了一些关键统计指标来帮助详细展示实验结果。

1. 参数 α 和 β 选择

本节在算例规模为 25 的情形下，针对所有的 56 个算例，研究关键参数（α，β）在范围｛0.1，0.3，0.5，0.7，0.9，0.99，1｝的不同取值组合对 in-out CCG 过程的性能影响情况，算法运行时长设置为 2 小时。通过对整体调参结果进行统计，并在其中针对运行时限内未能完成求解的算例，定义其关于 LMP 计算结果的最佳上下界的平均相对误差百分比指标为“rGap”。

从调参结果可以发现，参数取值组合（α，β）=（0.99，0.3）在平均计算时间（Time）和未能求解时的平均相对误差百分比（rGap）方面远远超过了其他参数组合的表现，展示了在该设置下算法对于完成求解和未完成求解两方面性能都实现了较好的兼顾。具体来看，当（α，β）=（0.99，0.3）时，在 R1、C1、C2 和 RC2 类算例求解上都达到了最小的时间（Time），而 RC1 和 R2 类算例的在该指标值方面也仅比相应类别的最小平均时间分别高出 5.77%和 1.39%；此外，R1、C1、R2、C2 和 RC2 类算例都取得了最小的平均相对误差百分比（rGap），而对于 RC1 类的该指标值只比相应类别的最小 rGap 高 3.50%。综合以上表现，本章在后续的计算实验中均使用参数设置（α，β）=（0.99，0.3）。

2. 增强策略效果测试

为了评估所设计的贪婪启发式和动态 *ng*-路线松弛两种增强策略对算法性能的影响，本节选取在规模为 50 的算例上进行一系列对比实验，算法运行时长设置为 2 小时。其中 Baseline 部分表示没有添加任何增强策略的基础算法，将它与其他添加策略情况下的算法运行效果进行比较，包括只添加贪婪启发式策略（GHonly）、只添加动态 *ng*-路线松弛策略（DngOnly）以及同时添加两种改进策略（Both）三类情况。对于每一种策略结果，除了统计上文定义的指标以外，还记录了子问题求解过程中分别通过精确标签算法、贪婪启发式策略以及动态 *ng*-路线松弛策略找到的可行列，即检验数为负值的列的数量 N0、N1 和 N2，以此来进一步展现算法求解效率。对比实验的运行结果见表 6-1。

总体来看，可以发现算法中添加增强策略的效果显然优于不使用增强策略的情况，采取贪婪启发式算法对算法性能提升具有显著影响。与使用单一增强策略得到的结果相比，综合运用本章提出的所有算法策略能够在多数算例上达到最佳的求解结果。

具体而言，这两种增强策略的综合运用能够将 56 个算例中的 54 个求解到最优，而单独运用贪婪启发式、单独运用动态 *ng*-路线松弛和不添加任何增

表 6-1 不同策略运用结果对比

Group	In	Baseline						GHonly						
		Opt	Time	Col	Cut	N0	rGap	Opt	Time	Col	Cut	N0	N1	rGap
R1	12	12	2811. 64	6. 70	4. 10	2. 9	0	12	2000. 39	6. 50	4. 10	2. 4	2. 9	0
C1	9	7	4885. 27	52. 4	1. 00	6	4. 30	8	3858. 99	23. 50	0. 20	2. 2	3. 6	1. 01
RC1	8	7	2988. 08	5. 90	5. 20	1	0	7	2130. 87	16. 70	5. 20	1	3. 4	0
R2	11	9	5804. 52	31. 0	1. 00	3. 3	4. 05	10	4444. 88	74. 70	1. 30	0. 5	6. 8	1. 83
C2	8	5	6859. 51	50. 9	2. 70	3. 7	9. 32	7	5809. 42	31. 20	1. 00	1	8	3. 54
RC2	8	5	5589. 03	23. 8	2. 80	3. 5	2. 26	6	4926. 38	18. 30	0. 80	1	3. 5	0

Group	Ins	DngOnly							Both							
		Opt	Time	Col	Cut	N0	N2	rGap	Opt	Time	Col	Cut	N0	N1	N2	rGap
R1	12	12	2321. 57	7. 20	2. 60	2. 6	2. 3	0	12	1102. 18	6. 50	3. 60	0. 1	1. 5	1. 3	0
C1	9	8	4371. 25	31. 60	0. 40	3. 4	2. 4	1. 51	9	2678. 62	24. 40	0. 40	0. 0	1. 6	2. 2	0
RC1	8	7	2028. 49	7. 40	5. 40	2. 6	1	0	8	1019. 91	19. 60	4. 20	0. 2	3. 8	1. 2	0
R2	11	10	4821. 55	59. 20	1. 00	2	4. 8	2. 52	10	3294. 98	27. 10	1. 50	0. 0	3. 0	1. 8	1. 30
C2	8	6	6002. 74	47. 70	1. 30	2	2. 7	6. 91	7	4453. 94	36. 70	0. 70	1. 0	2. 0	2. 0	1. 57
RC2	8	6	5182. 86	33. 20	2. 50	1. 5	2. 3	0	8	4116. 05	41. 50	1. 10	0. 0	2. 3	1. 8	0

强策略的情况下分别只能精确优化求解其中的 50、49 和 45 个算例。并且，对于那些无法在规定时间内完成求解的算例，四组实验上下界平均相对误差百分比指标（rGap）的结果依次为 9.32%、3.54%、6.91%和 1.57%，说明提出的增强策略能够为求解的模型实现更紧的上下界限制。

此外，关于算法运行时间，相比起 Baseline 的算法运行情况而言，加入 GHonly 和 DngOnly 策略的计算时间分别平均降低了 18.35%和 13.12%，同时使用两种策略则平均减少了高达 41.57%的计算时间。原因在于 BPC 算法的大部分运算时间用于求解定价子问题的过程，而结合对标签算法精确求解过程产生的新列数量的统计数据（N0）可以看到，添加增强策略后的情景 GHonly、DngOnly 和 Both 下，精确标签算法被调用的平均次数较基础算法 Baseline 分别减少了 44.93%、22.89%和 73.15%之多，大大加快了定价子问题的求解速度；并且从有效不等式生成情况（Cut）的结果可以看出，添加增强策略后需要生成的有效不等式数量也明显减少，算法效率被进一步提升。因而基于上述分析，本章在后续实验中综合运用贪婪启发式和动态 *ng*-路线松弛两种增强策略协同提升算法性能。

3. *lnm*-SRC 有效不等式测试

本部分针对在 in-out CCG 算法中引入 *lnm*-SRC 有效不等式之前（In-out without）和之后（In-out with）的效果对比情况，分析其对于算法性能的影响。实验面向关于 25、50 和 100 规模的总共 168 个算例，将算法运行时间相应分别限制在 0.5 小时、1 小时和 2 小时范围内。然而由于问题的解空间巨大等复杂性，在没有加入 *lnm*-SRC 有效不等式的基础情形下，许多算例由于内存溢出等原因难以求得有效结果。因而为了集中呈现更有意义的实验结果以进行重点分析，表 6-2~表 6-4 展示了两种情形皆能实现有效求解的算例。根据本部分实验特点设置了相应指标：列 Name 代表算例名称，字母字段表示其归属的需求点分布类型，列 Time/rGap 分别记录了在时限内求得最优解的算例计算时长，或是未能解得最优时根节点上关于 LMP 的最佳上下界的平均相对误差百分比；列 LB 统计了根节点处计算的下界，列 Price 记录了定价算法被调用的次数。

从表 6-2~表 6-4 中结果发现，在未添加 *lnm*-SRC 不等式时，全部

40 个算例中仅有 19 个可以在规定时间解得最优值，但加入不等式以后最优解数量增加到 27 个；而对于未添加不等式情形下没能解得最优值的其他 21 个算例结果，经过不等式约束加强后其 rGap 平均降低了 12.30%，并且该优势在规模较大的算例中更为突出。LB 结果也进一步证实了加入 *lnm*-SRC 的促进效果，它使得其中 35 个算例的下界得到了平均 17.69% 的有效提升。

此外，关于计算时间，在一些规模为 25 的算例中，加入 *lnm*-SRC 不等式解得最优结果的计算时间比没加的多，因为构造有效不等式需额外耗费一定的计算能力，在算例规模较小时这种代价相较于整体求解性能，可能未显示突出的贡献。然而，随着算例规模增加，有效不等式优势逐渐凸显，尤其是对于规模为 100 的算例，没有添加不等式的算法在时限内仅有 3 个算例求解到最优，但添加了的不仅有一半以上的例子达到最优解，并且计算时间也平均减少了 37.31%。且添加 *lnm*-SRC 有效不等式对定价算法的调用次数（Price）和生成列数（Col）的影响不大，因而说明它不会给算法运行效率造成明显的负担。

表 6-2　小规模算例加切结果验证（25 个客户点）

Name	In-out with				In-out without			
	Time/rGap	LB	Price	Col	Time/rGap	LB	Price	Col
r104	608.04	1602.6	5	12	474.25	1581.1	6	12
r107	328.48	1868.8	5	14	273.89	1779.2	7	15
c103	9.66%	867.8	13	37	18.87%	764.2	15	42
c108	1293.06	1139.2	3	7	1371.12	1139.2	5	11
rc104	240.95	264.8	11	20	167.61	264.8	8	13
rc105	231.79	1434.0	11	10	147.155	1405.5	11	12
rc106	144.34	1555.4	7	11	80.963	1494.5	8	18
rc107	58.52	1102.2	3	5	57.967	1102.2	3	8
rc108	208.48	1212.8	8	15	138.501	1212.8	9	17
r204	1716.53	3067.5	4	11	9.24%	2807.9	7	10

续 表

Name	In-out with				In-out without			
	Time/rGap	LB	Price	Col	Time/rGap	LB	Price	Col
r207	2. 36%	849. 0	17	45	10. 79%	784. 4	16	29
r210	737. 25	1265. 1	7	15	13. 96%	1110. 1	9	16
r211	692. 93	1184. 6	3	6	1301. 55	1184. 6	5	9
rc207	12. 08%	920. 4	14	32	31. 89%	798. 3	12	19
rc208	9. 18%	781. 5	7	9	20. 03%	720. 9	6	15

表 6-3　中规模算例加切结果验证（50 个客户点）

Name	In-out with				In-out without			
	Time/rGap	LB	Price	Col	Time/rGap	LB	Price	Col
r104	1359. 51	3067. 5	7	3	846. 37	3034. 9	6	4
r107	1481. 67	3241. 6	8	8	1065. 61	3212. 4	7	5
c103	2527. 62	1802. 1	15	42	7. 67%	1736. 6	10	30
c104	2. 38%	1191. 4	10	25	5. 78%	1146. 8	15	22
c108	5. 81%	1697. 3	8	16	13. 56%	1640. 2	7	10
rc104	1662. 39	2845. 5	12	15	2975. 41	2834. 6	8	10
rc105	1603. 82	3313. 2	12	15	2153. 65	3262. 9	8	12
rc106	1137. 8	3061. 3	6	10	881. 25	3042. 1	4	10
rc107	1172. 85	3050. 2	11	13	1542. 81	3018. 1	11	13
rc108	897. 77	3132. 6	8	15	2098. 9	3103. 4	7	15
r207	3209. 61	1445. 4	5	19	15. 83%	1331. 9	8	13
r211	7. 52%	1893. 0	19	55	17. 58%	1757. 1	22	64
rc208	11. 86%	2101. 5	26	74	28. 17%	1972. 4	22	65

表 6-4　大规模算例加切结果验证（100 个客户点）

Name	In-out with				In-out without			
	Time/rGap	LB	Price	Col	Time/rGap	LB	Price	Col
r104	3031. 7	5670. 9	8	20	5. 40%	1021. 5	9	18
r107	5754. 65	6108. 1	5	6	6089. 01	6019. 0	5	8

续 表

Name	In-out with				In-out without			
	Time/rGap	LB	Price	Col	Time/rGap	LB	Price	Col
c104	12.35%	2741.6	25	65	28.05%	2626.3	16	40
c109	10.33%	2986.4	17	43	24.37%	2814.2	13	37
rc104	4582.1	1371.5	13	35	23.35%	1327.0	12	35
rc105	3814.01	6939.7	8	16	18.03%	6601.9	10	18
rc106	2505.49	7144.9	12	10	4590.4	6993.8	12	10
rc107	2154.87	6099.0	16	26	3572.99	5944.0	14	19
rc108	2827.93	6040.2	17	37	10.55%	5737.7	19	33
r204	7.09%	9121.3	19	57	18.60%	8833.4	13	38
r211	8.41%	2320.2	38	102	26.76%	2200.8	31	84
rc208	11.06%	3275.5	39	114	19.96%	3174.1	28	82

6.5.2 问题优化结果分析与管理启示

1. 算法整体性能测试结果分析

基于上述对算法优化策略可行性和效果评估结果，本节针对所提出的改进 BPC 算法的整体性能，在 25、50 和 100 三种需求点规模下的共计 168 个算例上进行问题优化结果的整体测试评价。每种规模下例子的计算结果进一步根据居民地理位置分布和时间窗紧迫程度分六类统计，见表 6-5。表中 Solved 部分展示了求得最优解的算例结果，Unsolved 部分展示了未求得最优解的算例结果，并相应设置了评价指标：根节点上求解 MP 和定价子问题分别花费的平均计算时间（AM. Time 和 AS. Time，单位：秒），LMP 的最优解与问题最优目标值之间的平均百分比偏差（ALP，单位:%），计算未解决的所有实例最优下界和上界之间差距结果的最大、最小和平均值（Max. NGap, Avg. NGap 和 Min. NGap，单位:%）。

从表 6-5 中结果可以看出，本章提出的 BPC 算法发挥了有效作用，将 168 个算例中的 141 个在规定时限内求解达到最优值；而对于其余 27 个未达到最优解的算例，整体的上下界平均相对误差值（Avg. NGap）仅分布在

4.05%~11.71%且均值为7.74%，最大值也不超过15.25%，体现了所设计算法的有效性和稳定性。

同时，根据详细结果记录，在求得最优解的141个算例中有33个在根节点处就已经达到最优；而对于其他的108个算例，求解LMP优化结果与原问题的最优解也比较接近，例如对于25（以及50、100）的算例规模，其ALP范围约为3.63%~7.58%（以及5.56%~8.41%、6.07%~9.58%），最大值也不超过14.48%，从而反映了通过in-out CCG方法可以帮助所提出的BPC算法获得更加优质的下界，并且在实际应用中，若计算时间有限，也可使用根节点处的结果作为较好的调度方案。算法探索的平均节点数也相当少，对于达到最优解的算例，其分支搜索过程最多也未超过4个节点，平均搜索节点数量为2.01。这一结果也验证了BPC算法上下限界和分支优化策略的有效性。

此外，算法在解决RLMP时耗费的时间相当少，而运行时间大多用在求解定价子问题环节，主要是因为重复解决每个定价子问题是经典的最短路径问题，包含错综复杂的资源约束，尤其给大规模问题的高效求解带来了巨大挑战。本研究的算法改进重点也在于如何加快定价子问题的求解效率，实现有效提升BPC算法的综合性能。

表6-5 算法运行结果

n	Group	Ins	Opt	Solved					Unsolved		
				Node	AM. Time	AS. Time	Time	ALP	Max. NGap	Avg. NGap	Min. NGap
25	R1	12	12	1.67	0.11	369.50	557.11	3.82	–	–	–
	C1	9	9	1.89	0.10	1932.13	2771.30	3.63	–	–	–
	RC1	8	8	1.50	0.07	284.81	455.09	3.89	–	–	–
	R2	11	9	1.78	0.10	1664.18	2417.82	7.58	12.60	9.99	7.37
	C2	8	6	2.00	0.16	2788.88	3911.67	5.77	11.66	7.59	3.52
	RC2	8	6	2.17	0.13	3553.29	4840.90	7.35	4.79	4.05	3.30
50	R1	12	12	2.00	0.11	1701.80	2802.82	8.41	–	–	–

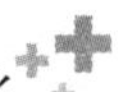

续　表

n	Group	Ins	Opt	Solved					Unsolved		
				Node	AM. Time	AS. Time	Time	ALP	Max. NGap	Avg. NGap	Min. NGap
	C1	9	9	2. 11	0. 18	3758. 85	5757. 24	7. 50	–	–	–
	RC1	8	7	1. 57	0. 10	1640. 79	2560. 32	7. 66	7. 53	7. 53	7. 53
	R2	11	9	2. 44	0. 14	4219. 32	7059. 29	6. 94	5. 20	4. 43	3. 66
	C2	8	7	2. 00	0. 21	6126. 43	8902. 87	5. 56	7. 92	7. 92	7. 92
	RC2	8	6	2. 00	0. 24	5273. 43	8105. 96	6. 48	12. 73	11. 71	10. 69
100	R1	12	11	1. 91	0. 13	6900. 01	12501. 79	7. 90	5. 25	5. 25	5. 25
	C1	9	6	2. 50	0. 21	7714. 27	11032. 41	7. 42	8. 76	5. 58	3. 95
	RC1	8	7	2. 43	0. 24	4963. 94	8045. 68	7. 11	6. 62	6. 62	6. 62
	R2	11	6	2. 50	0. 24	11013. 40	14108. 52	9. 58	15. 25	8. 59	3. 08
	C2	8	6	2. 00	0. 32	12020. 31	15845. 24	8. 28	14. 19	10. 64	7. 09
	RC2	8	6	2. 20	0. 21	11359. 23	13586. 07	6. 07	11. 20	8. 73	6. 25

2. 敏感性分析与管理启示

(1) 关于位置分布和时间窗分类的运作效果

由于不同技能服务需求的居民具有不同的地理位置分布和不同的时间窗偏好限制，为了验证算法在不同服务情形下的使用效果，本部分进一步把居住地随机分布的 R1 和 R2 算例统称为 R 类型，聚集分布的 C1 和 C2 算例统称为 C 类型，随机和聚集混合分布的 RC1 和 RC2 算例统称为 RC 类型；同时，将时间窗限制较紧的 R1、C1 和 RC1 算例统称为 I 类型，时间窗限制较宽松的 R2、C2 和 RC2 统称为Ⅱ类型。在这些分类基础上从不同视角分析 BPC 算法的实践性能。

实验针对与现实业务场景规模相近的 50 个需求点算例，运行结果见图 6-3。图中分别展示了居民位置分布类型和需求时间窗宽紧程度对算法性能的影响，并通过设置一系列关键指标来刻画算法求解效果，包

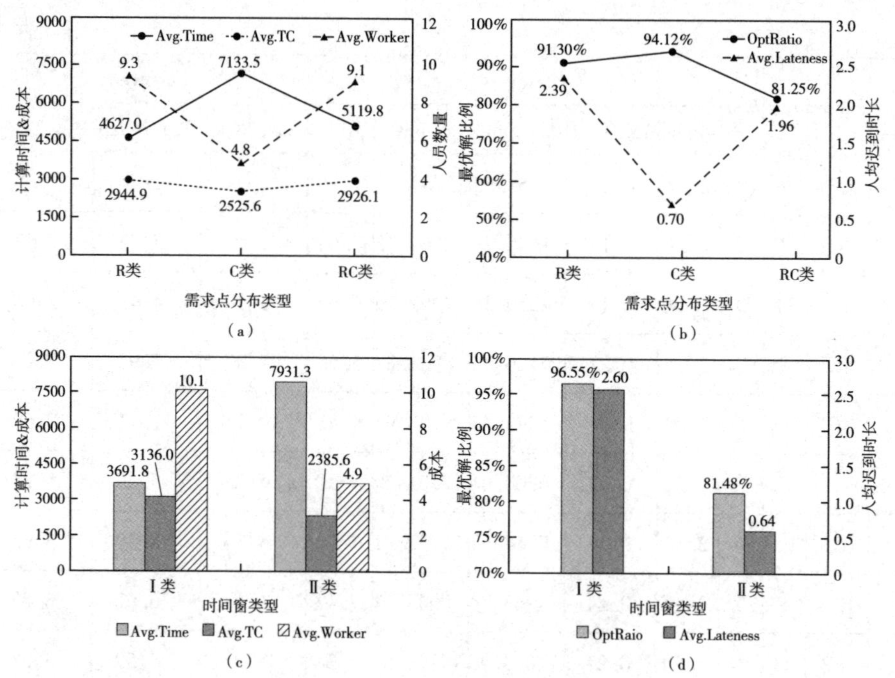

图 6-3 不同算例分类的计算结果

括平均计算时间（Avg. Time）、平均运作成本（Avg. TC）、达到最优解的算例数量比例（OptRatio）、使用医护人员的平均数量（Avg. Worker）、基于医护人员服务中发生迟到情况计算的居民人均服务迟到时长（Avg. Lateness）。

关于居民位置分布类型对 BPC 算法运行效果的影响，根据图 6-3（a）所示，C 类算例的平均运算时间最长、最难解决，其次是 RC 类算例；而 R 类算例求解平均产生最高的运营总成本和需要使用更多的医护人员服务，二者具有正向关系，也与人员薪酬是业务成本主要构成的管理实践相符。结合图 6-3（b）可以看到，尽管 C 类算例求解难度大，但在最优解的达成比例上效果较佳；此外，就 Avg. Lateness 统计结果而言，C 类算例中居民人均经受的迟到情况时间最短，服务及时性更强，也间接体现了居民服务满意度方面的优势。因而从整体来看，对于居住位置分布形式不同的居民服务调度过程，算法能够灵活适应并取得较好的运作效果。

关于居民需求时间窗宽紧程度对算法性能的影响，从图 6-3（c）和 6-3

(d) 可以看到，Ⅰ类算例比Ⅱ类算例更容易解决，后者需要更多的计算时间并且在时间限制内达到最优解的算例相对更少，原因主要是Ⅱ类算例的时间限制比Ⅰ类算例的限制要宽松，因而产生的可行路线可能也会长得多，进而增加了优化求解的难度。相应地，在实际运作决策效果方面，更高的时效性要求也意味着更多的资源代价，比较 Avg. TC 和 Avg. Worker 可以看到，Ⅰ类算例的平均总成本更高，且比Ⅱ类算例需要更多的医护人员服务，在 Avg. Lateness 方面也呈现出更大的人员工作压力；而时间窗需求较宽松的Ⅱ类情况下医护人员服务整体准时性更强，能够为居民带来更高的服务满意度。因此在实际决策时需要综合权衡各方利益，合理布局业务资源，引导居家医疗服务模式的双向协调发展。

(2) 优化出发时间的运作管理价值

本章研究提出了灵活优化医护人员出发时间的运作策略，和传统的人员固定统一时间外出工作的形式相比，本节基于相关计算结果来具体讨论在优化人员服务线路的同时，考虑基于待完成任务的属性结构特点来为不同人员各自制定出发时间的决策优化价值。

具体设计了以下三种出发策略，其中为了简化设定，将初始时刻记录为 0。

策略一（S1）：规定每个医护人员各自在算法优化得到的最佳出发时间开展服务，展示本章研究问题情形的求解效果。

策略二（S2）：设置技能等级最低的医护人员在 0 时刻离开，等级居中的人员在［0，30］时段内随机选择时间离开，技能等级最高的人员在［30，60］时段内随机选择时间离开，模拟了资历水平高级人员的在岗要求更加灵活的某些现实情形。

策略三（S3）：表示每个医护人员遵循在时间 0 统一开始工作的传统研究场景。

实验针对规模为 50 的 56 个算例进行以上三种不同出发策略下的问题优化求解，算法的运行时间限制为 3 小时，结果见图 6-4。

从图 6-4（a）可以看到，本章首先提出运作策略的优化结果在所有类型的算例中均实现了成本（Avg. TC）最优，其次是 S2 策略也展现了一定的改

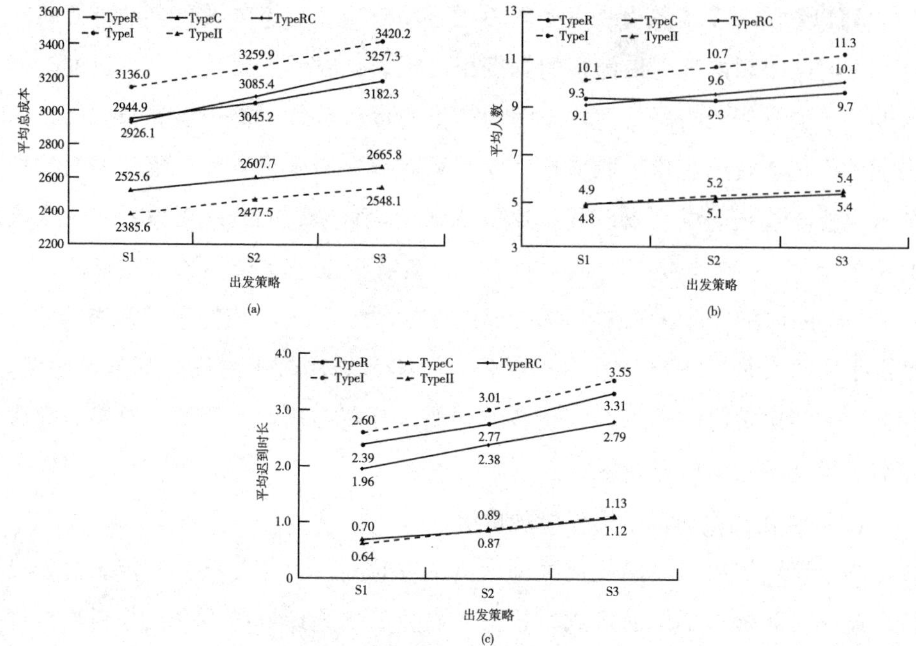

图 6-4　不同算例分类的计算结果

进效果。具体而言，S1 策略在随机分布 R、聚集分布 C 和随机聚集混合分布 RC 类型的三种算例的运作成本上，相较于 S2 策略分别节省了 3.29%、3.15%和 5.16%，相较于 S3 策略分别节省了 7.46%、5.26%和 10.17%。同时，S1 策略在时间窗限制较紧的 Ⅰ 类标号算例和宽松的 Ⅱ 类标号算例的运作成本上，相较于 S2 策略分别节省了 3.80%和 3.71%，相较于 S3 策略分别节省了 7.82%和 6.48%，从而展现了通过使用灵活制定人员工作开始时间的运作服务策略，在不同居民位置分布和时间窗偏好的情形下都能比较稳定地发挥优势作用。

此外，根据图 6-4（b）和 6-4（c）可以发现本章提出的运作优化方式不仅使用了最少数量的医护人员，而且还实现了最少的迟到，从而也在一定程度上体现出居民服务满意度的优势。总之，以上结果证明了出发时间可变策略可以实现服务效率的显著改进，展现出这种管理方式在实际业务运作过程中的灵活性和较大应用价值。

6.6 本章小结

本章进一步细致探究如何改进传统研究中默认人员同一时间出发服务的调度管理方式，将各人员工作出发时间也作为决策优化目标的一部分，从而能够根据医护人员具体所承担服务任务的综合性质特点，灵活安排其外出访问时间，帮助进一步提升人员工作效率，减少资源空闲浪费。通过对问题模型进行结构性分解，相适应地设计改进精确型分支定价切割算法并改进列生成过程和相关加速寻优策略，为此类算法运用提供新思路，实验针对算法策略合理性和性能进行详细测试，得到以下主要结论和建议。

（1）根据模型特点改进提出 in-out 列生成算法策略，有效地解决算法在长时间运行后效果退化的弊端，并设计带有新的资源变量和支配规则的双向标签算法加快有效解决定价子问题，并且结合问题性质设计引入启发式、动态路线松弛和有效不等式增强策略进一步优化搜索边界值。实验结果展示了算法策略的合理性和普适性，可以作为经典分支定价算法的补充，帮助提升算法的求解速度和质量。

（2）考虑医护人员工作出发时间对任务实施过程的影响后，优化的人员调度方案对于居家医疗服务效率带来了正向促进作用。对于不同服务出发策略的测试结果显示，传统的医护人员按照统一时间出发服务的调度实践方式在人员数量需求和调度成本方面，都不及本章中优化了出发时间的服务运作效果。因而精确决策人员的出发时间及访问计划，可以优化人员在岗工作时长和运作成本，在服务实践中提供弹性工作建议，避免医疗卫生资源的闲置浪费。

（3）对于面向签约居民不同位置分布形式和服务时间窗松紧程度的医护人员调度过程，所提算法大都能够灵活适应问题场景而实现优化求解。在签约居民住所位置分布较为集中的情形下，医护人员服务调度所需的人员数量及相关成本相对较少，并且基本避免了访问迟到的情况，在服务效率和质量方面展示了综合性能优势；当服务时间窗较为宽松时，所需人员和相关运作资源消耗也相对较少，尽管需要签约居民空出更长的时段等待上门服务，但访问的准时性有更大的提升。因此家庭医疗机构可以适当对签约居民关于居家医疗服务即时性的预期作出说明解释，充分理解居家服务定位和理念。在不影响居民健康的前提下，避免给予过于严格的服务时效承诺，在以优质的服务建立提升居民的信任感和获得感的同时优化成本效益，促进居家医疗服务的长期协调发展。

7

结论与展望

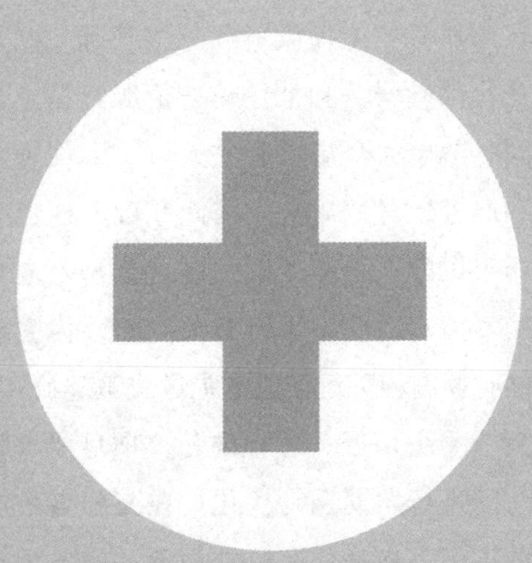

7.1 研究结论

本书以我国社区居家医疗签约服务履行过程中医护人员的服务能力配置与调度优化问题进行研究，通过分析签约居家医疗服务供需特性和流程、影响医护人员服务运作方案的关键因素和决策实施过程的重要特点，将此具有众多影响要素、决策结构复杂、解空间巨大的复杂运作管理难题，分解为制订居家医疗人员服务能力配置计划和服务访问调度计划的两个核心研究问题，设计智能方法进行高效的优化求解，对降低签约式家庭医疗人员服务运作成本和提高服务质量具有重要的指导意义。具体研究成果总结如下。

（1）针对签约式社区居家医疗人员服务运作优化问题进行界定和决策原理分析，包括居家医疗服务需求分析、医护人员专业技能属性和资格匹配性分析、签约式服务实施流程特性分析等。将不同决策层面的非结构性居家医疗人员服务运作优化的复杂决策问题，分解成为对医护人员能力协调配置和服务调度优化两个不同决策阶段相对独立的问题，构建两阶段整体决策规划框架。

（2）针对多种签约服务包的联合需求建立社区居家医疗人员的多周期综合配置方案，为后续具体业务实施提供资源分配基础。深入分析签约式社区居家医疗所提供的大众化基础服务和个性化增值服务特点及履行规则，综合得出人员分配策略，同时考虑大众需求服务人员一致性和个性化服务履行及时性对人员配置计划和服务质量的影响。在此基础上构建大众服务与个性服务需求混合的多周期居家医疗人员服务能力配置模型，进而设计适应问题性质的启发式算法和解搜索策略对模型进行有效求解，为管理机构充分履行合约、提高服务质量的同时控制相关运作成本提供决策建议。

（3）根据居家医疗人员上门服务过程中各类项目要求特点，对含有同步服务需求的人员上门访问进行协同调度优化。在充分满足居家医疗服务专业技能按需灵活匹配的前提下，在确保完成常规单一服务项目的同时，由于居家医疗受众特性而存在同步服务需求典型场景，进一步增加了服务网络的复杂性造成求解困难。本书通过构建和转化问题模型降低结构复杂度，充分结合问题性质改进提出了精确型分支定价算法和有效不等式切割等算法增强策略来高效求解问题，并结合算例验证了算法优势和应对需求规模变化的灵活适应性。

（4）进一步细化居家医疗人员服务出访过程的弹性行动策略，研究出发时间依赖下居家医疗人员服务调度优化方法。根据每个工作日整体需求结构和具体需求特性以及相应人员配置等资源布局现状，改进人员同时外出开始工作的传统调度实践方式，建立混合整数规划模型灵活优化决策医护人员的出发时间及访问路线；通过对原模型进行分解得到主问题模型和多个子问题模型，并权衡复杂度代价设计增强型分支定价切割算法和相关加速寻优策略对问题进行高效求解，优化人员在岗工作时长和运作成本，避免医疗卫生资源的闲置浪费。

7.2 研究展望

本书研究的签约式社区居家医疗人员服务运作优化问题，由于要在制订人员配置调度计划时综合考虑社区居民的各类型居家服务申请、医护人员专业技能与服务项目的匹配兼容关系和必要的协同访问服务场景等关键要素，是一类极其复杂的优化问题，相关分析视角在目前研究中较为欠缺。尽管本书在问题模型构建、解析转化以及求解算法方面进行了一定程度探索和一些相应的研究成果，但关于该主题的研究仍有许多工作有待进一步发展完善。未来研究方向可以从以下几个角度展开。

（1）由于目前家庭医疗服务智能化运营手段及相关基础设施建设仍相对欠缺，本书在测试算法时大多仅能依靠调研经验估计和相关文献中的数值参数设置来辅助生成算例进行研究。为了更有效地验证本研究的实际应用效果，下一步可以与相关家庭医疗服务机构开展长期深度合作，帮助采集和分析居家医疗服务过程中产生的真实数据，探索数据驱动的决策机制来辅助真实场景下的决策过程，增强模型和方法的灵活性与准确性，开发更加科学高效的签约式社区居家医疗服务运作管理决策方式。

（2）居家医疗服务的有效实施需要相关人财物等的充分支持，而调研中发现当前阶段因基层资源所限和管理能力欠缺，目前社区医疗机构提供的上门医疗服务规模相对较小并且行动组织较为松散，即使在出访时遇到任何计划以外的情况也有一定的缓冲消化余地，因此为了适应当前阶段业务管理需求，本书所考虑的问题情景基本以静态和确定性为主。然而随着未来我国老龄化程度的快速不断加剧，可以预想到将引发居家医疗服务需求的大规模增长和更多相关服务资源的投放，给实际运作场景带来更多更加复杂多变的影响因素，因而下一步可以研究如何应对服务压力增长及不确定性条件，开发动态决策思想与方法来有效解决相关运作管理难题。

（3）本书研究针对基层社区家庭医疗签约服务这一单一渠道，问题优化目标也相应围绕运作环节本身涉及的人员分配与出行访问调度费用，而家庭医疗服务作为当前我国特色医疗卫生制度的重要组成部分，要想实现对其系统性长远的发展，可以进一步研究其在医联体和分级诊疗体系建设中的协同工作机制，在实际决策时综合权衡各方利益，合理布局业务资源，引导相关服务模式的互通协调发展；同时也可以探索完善相关家庭医疗服务定价和费用管理模式，将医保支付、公共卫生经费拨付等与绩效考评分配挂钩，激发基层医疗工作积极性，提升家庭医疗签约服务质量，维护和促进居民整体健康素质。

参考文献

[1] 闫文杰，孙凌波，李景．国内家庭护理的现状及发展方向［J］．中华全科医师杂志，2017，16（03）：240-243.

[2] 王树森，杨澄宇．卫生支出结构、个人健康投资与居民福利［J］．经济研究，2023，58（06）：190-208.

[3] 胡湛，彭希哲，吴玉韶．积极应对人口老龄化的“中国方案”［J］．中国社会科学，2022，(09)：46-66+205.

[4] 东光国，付红梅．社区医养结合下家庭病床现状调查分析［J］．中国城乡企业卫生，2020，35（09）：113-114.

[5] 史畅，夏志军．医院走进家庭的发展与思考［J］．现代医院管理，2021，19（05）：14-16.

[6] 杨哲，陈思思，陈永妍．社区医养结合服务参与主体行动逻辑及调适策略［J］．中国管理科学，2023，31（04）：218-227.

[7] 于海洋．上门医疗：制度瓶颈之下的新业态［J］．家庭服务，2017，(04)：19-20.

[8] 封进，吕思诺，王贞．医疗资源共享与患者就医选择——对我国医疗联合体建设的政策评估［J］．管理世界，2022，38（10）：144-157+173+158.

[9] 余玉刚，王耀刚，江志斌，等．智慧健康医疗管理研究热点分析［J］．管理科学学报，2021，24（08）：58-66.

[10] 杜刚．家庭医疗运作管理［M］．上海：上海交通大学出版社，2019：35-38.

[11] 朱雅萍．社区居家护理面临的挑战与对策［J］．上海医药，2015，36（22）：16-18.

[12] 华中生，刘作仪，孟庆峰，等．智慧养老服务的国家战略需求和关

键科学问题［J］. 中国科学基金，2016，6：535-545.

［13］卢先，李力兵．家庭医疗模式的初步探索和实践［J］. 中外医学研究，2018，16（33）：183-185.

［14］柏萌，葛浩通，姚能亮，等．探索中的居家医疗服务模式比较研究［J］. 中国全科医学，2021，24（19）：2379-2384.

［15］王梓懿，刘丽杭．家庭医生签约服务：治理困境与机制构建［J］. 中国卫生政策研究，2019，12（06）：63-68.

［16］梁学成．服务价值链视角下的服务业多元化发展路径探究［J］. 中国软科学，2016（06）：171-179.

［17］邵祝燕，张红广，吴文辉，等．基于移动医疗技术的家庭医生慢性病管理系统［J］. 医学信息学杂志，2019，40（06）：27-30+21.

［18］康丽，马塔·安德瑞．基于时间窗的家庭医疗护理人力资源分配［J］. 工业工程与管理，2017，22（03）：83-92.

［19］杜少甫，谢金贵，刘作仪．医疗运作管理：新兴研究热点及其进展［J］. 管理科学学报，2013，16（08）：1-19.

［20］柳春锋．工程项目中技能型员工调度问题研究［D］. 合肥工业大学，2011.

［21］陶杨懿，刘冉，江志斌．具有同时服务需求的家庭护理人员调度研究［J］. 工业工程与管理，2017，22（03）：120-127+143.

［22］丁锋，付亚平，王伟，等．多中心社区居家养老服务调度与服务网络优化［J］. 复杂系统与复杂性科学，2022，19（01）：104-110.

［23］马跃如，文铮，易丹．考虑老年人满意度的多目标居家养老护理员路径优化［J］. 工业工程，2021，24（01）：74-81+103.

［24］杨欣潼，张婷，白丽平，等．社区居家养老服务的预约调度与路径规划问题研究：基于改善蚁群算法［J］. 系统工程理论与实践，2019，39（05）：1212-1224.

［25］向婷，李妍峰．基于成本和加班时长的双目标家庭护理人员调度问题［J］. 运筹与管理，2021，30（08）：233-239.

［26］袁彪，刘冉，江志斌．多类型家庭护理人员调度问题研究［J］. 系

统工程学报，2017，32（01）：136-144.

［27］卢朝阳，罗楠，李妍峰．携带医疗资源的多时间窗家庭医护人员调度问题研究［J］．系统工程理论与实践，2023，43（06）：1765-1781.

［28］袁铎宁，姜艳萍，梁海明．考虑属性优先性的择期手术医患双边稳定匹配模型［J］．系统工程理论与实践，2020，40（09）：2367-2378.

［29］Raptosh D A. The utilization of contract therapists in home health care［J］. Home Health Care Management & Practice，2003，16（1）：25-27.

［30］Restrepo M I，Rousseau L M，Vallée J. Home healthcare integrated staffing and scheduling［J］. Omega，2020，95：102057.

［31］Liang X，Lu R，Chen L，et al. PEC：a privacy-preserving emergency call scheme for mobile healthcare social networks［J］. Journal of Communications and Networks，2011，13（2）：102-112.

［32］Du G，Sun C. Location planning problem of service centers for sustainable home healthcare：evidence from the empirical analysis of shanghai［J］. Sustainability，2015，7（12）：15812-15832.

［33］Moritz G，Zeeb E，Golatowski F，et al. Web services to improve interoperability of home healthcare devices［C］. The 3rd International Conference on Pervasive Computing Technologies for Healthcare. IEEE，2009：1-4.

［34］Hulshof P J H，Kortbeek N，Boucherie R J，et al. Taxonomic classification of planning decisions in health care：a structured review of the state of the art in OR/MS［J］. Health Systems，2012，1（2）：129-175.

［35］Carello G，Lanzarone E，Mattia S. Trade-off between stakeholders' goals in the home care nurse-to-patient assignment problem［J］. Operations Research for Health Care，2018，16：29-40.

［36］Zhang R，Fry M J，Krishnan H. Efficiency and equity in healthcare：an analysis of resource allocation decisions in a long-term home care setting［J］. INFOR：Information Systems and Operational Research，2015，53（3）：97-112.

［37］Regis-Hernández F，Carello G，Lanzarone E. An optimization tool to dimension innovative home health care services with devices and disposable materials

[J]. Flexible Services and Manufacturing Journal, 2020, 32 (3): 561-598.

[**38**] Nasir J A, Hussain S, Dang C. An integrated planning approach towards home health care, telehealth and patients group based care [J]. Journal of Network and Computer Applications, 2018, 117: 30-41.

[**39**] Kim D G, Kim Y D. A branch and bound algorithm for determining locations of long-term care facilities [J]. European Journal of Operational Research, 2010, 206 (1): 168-177.

[**40**] Rodriguez-Verjan C, Augusto V, Xie X. Home health-care network design: location and configuration of home health-care centers [J]. Operations Research for Health Care, 2018, 17: 28-41.

[**41**] Lin M, Ma L, Ying C. Matching daily home health-care demands with supply in service-sharing platforms [J]. Transportation Research Part E: Logistics and Transportation Review, 2021, 145: 102177.

[**42**] Benzarti E, Sahin E, Dallery Y. Operations management applied to home care services: analysis of the districting problem [J]. Decision Support Systems, 2013, 55: 587-598.

[**43**] Wang H, He Y, Li Y, et al. Study on the home health caregiver scheduling problem under a resource sharing mode considering differences in working time and customer satisfaction [J]. Discrete Dynamics in Nature and Society, 2020, 2020.

[**44**] Guericke D, Suhl L. The home health care problem with working regulations [J]. OR Spectrum, 2017, 39: 977-1010.

[**45**] Lanzarone E, Matta A. Robust nurse-to-patient assignment in home care services to minimize overtimes under continuity of care [J]. Operations Research for Health Care, 2014, 3 (2): 48-58.

[**46**] Liu M, Yang D, Su Q, et al. Bi-objective approaches for home healthcare medical team planning and scheduling problem [J]. Computational and Applied Mathematics, 2018, 37 (4): 4443-4474.

[**47**] Cinar A, Salman F S, Bozkaya B. Prioritized single nurse routing and

scheduling for home healthcare services [J]. European Journal of Operational Research, 2021, 289 (3): 867-878.

[**48**] Hiermann G, Prandtstetter M, Rendl A, et al. Metaheuristics for solving a multimodal home-healthcare scheduling problem [J]. Central European Journal of Operations Research, 2015, 23 (1): 89-113.

[**49**] Liu R, Yuan B, Jiang Z. Mathematical model and exact algorithm for the home care worker scheduling and routing problem with lunch break requirements [J]. International Journal of Production Research, 2017, 55 (2): 558-575.

[**50**] Braekers K, Hartl R F, Parragh S N, et al. A bi-objective home care scheduling problem: analyzing the trade-off between costs and client inconvenience [J]. European Journal of Operational Research, 2016, 248 (2): 428-443.

[**51**] Decerle J, Grunder O, El Hassani A H, et al. A memetic algorithm for multi-objective optimization of the home health care problem [J]. Swarm and Evolutionary Computation, 2019, 44: 712-727.

[**52**] Rest K D, Hirsch P. Daily scheduling of home health care services using time-dependent public transport [J]. Flexible Services and Manufacturing Journal, 2016, 28 (3): 495-525.

[**53**] Quintanilla S, Ballestín F, Pérez Á. Mathematical models to improve the current practice in a home healthcare unit [J]. OR Spectrum, 2020, 42 (1): 43-74.

[**54**] Fathollahi-Fard A M, Hajiaghaei-Keshteli M, Tavakkoli-Moghaddam R. A bi-objective green home health care routing problem [J]. Journal of Cleaner Production, 2018, 200: 423-443.

[**55**] Chaieb M, Sassi D B. Measuring and evaluating the home health care scheduling problem with simultaneous pick-up and delivery with time window using a tabu search metaheuristic solution [J]. Applied Soft Computing, 2021, 113: 107957.

[**56**] Liu R, Xie X, Augusto V, et al. Heuristic algorithms for a vehicle routing problem with simultaneous delivery and pickup and time windows in home health

care [J]. European Journal of Operational Research, 2013, 230 (3): 475-486.

[57] Shi Y, Boudouh T, Grunder O, et al. Modeling and solving simultaneous delivery and pick-up problem with stochastic travel and service times in home health care [J]. Expert Systems with Applications, 2018, 102: 218-233.

[58] Nasir J A, Kuo Y H. A decision support framework for home health care transportation with simultaneous multi-vehicle routing and staff scheduling synchronization [J]. Decision Support Systems, 2020, 138: 113361.

[59] Becker C A, Lorig F, Timm I J. Multiagent systems to support planning and scheduling in home health care management: a literature review [C]. International Workshop on Artificial Intelligence in Health. Springer, 2018: 13-28.

[60] Grieco L, Utley M, Crowe S. Operational research applied to decisions in home health care: a systematic literature review [J]. Journal of the Operational Research Society, 2021, 72 (9): 1960-1991.

[61] Van Den Bergh J, Beliën J, De Bruecker P, et al. Personnel scheduling: a literature review [J]. European Journal of Operational Research, 2013, 226 (3): 367-385.

[62] De Bruecker P, Van Den Bergh J, Beliën J, et al. Workforce planning incorporating skills: state of the art [J]. European Journal of Operational Research, 2015, 243 (1): 1-16.

[63] Paraskevopoulos D C, Laporte G, Repoussis P P, et al. Resource constrained routing and scheduling: review and research prospects [J]. European Journal of Operational Research, 2017, 263 (3): 737-754.

[64] Fikar C, Hirsch P. Home health care routing and scheduling: a review [J]. Computers & Operations Research, 2017, 77: 86-95.

[65] Cappanera P, Gouveia L, Scutellà M G. The skill vehicle routing problem [C]. International Conference on Network Optimization. Springer, 2011: 354-364.

[66] Lanzarone E, Matta A, Sahin E. Operations management applied to home care services: the problem of assigning human resources to patients [J].

IEEE Transactions on Systems, Man, and Cybernetics - Part A: Systems and Humans, 2012, 42 (6): 1346-1363.

[67] Eveborn P, Flisberg P, Rönnqvist M. Laps care—an operational system for staff planning of home care [J]. European Journal of Operational Research, 2006, 171 (3): 962-976.

[68] Chen X, Thomas B W, Hewitt M. The technician routing problem with experience-based service times [J]. Omega, 2016, 61: 49-61.

[69] Smet P, Bilgin B, De Causmaecker P, et al. Modelling and evaluation issues in nurse rostering [J]. Annals of Operations Research, 2014, 218 (1): 303-326.

[70] Dahmen S, Rekik M, Soumis F, et al. A two-stage solution approach for personalized multi-department multi-day shift scheduling [J]. European Journal of Operational Research, 2020, 280 (3): 1051-1063.

[71] Marentette K A, Johnson A W, Mills L. A measure of cross-training benefit versus job skill specialization [J]. Computers & Industrial Engineering, 2009, 57 (3): 937-940.

[72] Bard J F, Wan L. Workforce design with movement restrictions between workstation groups [J]. Manufacturing & Service Operations Management, 2008, 10 (1): 24-42.

[73] Bartholdi III J J. A guaranteed-accuracy round-off algorithm for cyclic scheduling and set covering [J]. Operations Research, 1981, 29 (3): 501-510.

[74] Afshar-Nadjafi B. Multi-skilling in scheduling problems: a review on models, methods and applications [J]. Computers & Industrial Engineering, 2021, 151: 107004.

[75] Krishnamoorthy M, Ernst A T, Baatar D. Algorithms for large scale shift minimisation personnel task scheduling problems [J]. European Journal of Operational Research, 2012, 219 (1): 34-48.

[76] Akbari M, Zandieh M, Dorri B. Scheduling part-time and mixed-skilled workers to maximize employee satisfaction [J]. The International Journal of

Advanced Manufacturing Technology, 2013, 64 (5-8): 1017-1027.

[77] Fırat M, Briskorn D, Laugier A. A branch-and-price algorithm for stable workforce assignments with hierarchical skills [J]. European Journal of Operational Research, 2016, 251 (2): 676-685.

[78] Clapper Y, Berkhout J, Bekker R, et al. A model-based evolutionary algorithm for home health care scheduling [J]. Computers and Operations Research, 2023, 150: 106081.

[79] Nuraiman D, Ozlen M. A decomposition approach for the prioritized home health care problem with synchronised visits and multi-period planning [J]. Computers & Industrial Engineering, 2022, 174: 108722.

[80] Cappanera P, Gouveia L, Scutellà M G. Models and valid inequalities to asymmetric skill-based routing problems [J]. EURO Journal on Transportation and Logistics, 2013, 2 (1-2): 29-55.

[81] Chen X, Thomas B W, Hewitt M. Multi-period technician scheduling with experience-based service times and stochastic customers [J]. Computers & Operations Research, 2017, 82: 1-14.

[82] Redjem R, Marcon E. Operations management in the home care services: a heuristic for the caregivers' routing problem [J]. Flexible Services and Manufacturing Journal, 2016, 28 (1): 280-303.

[83] Ulmer M, Nowak M, Mattfeld D, et al. Binary driver-customer familiarity in service routing [J]. European Journal of Operational Research, 2020, 286 (2): 477-493.

[84] Lind J D, Fickel J, Cotner B A, et al. Implementing geographic information systems (gis) into vha home based primary care [J]. Geriatric Nursing, 2020, 41 (3): 282-289.

[85] Cortés C E, Gendreau M, Rousseau L M, et al. Branch-and-price and constraint programming for solving a real-life technician dispatching problem [J]. European Journal of Operational Research, 2014, 238 (1): 300-312.

[86] Bogataj M, Temeljotov-Salaj A, Bogataj D. Sustainable and adequate

home-care logistics including precedence constraints [J]. IFAC-PapersOnLine, 2021, 54 (1): 948-953.

[87] Rasmussen M S, Justesen T, Dohn A, et al. The home care crew scheduling problem: preference-based visit clustering and temporal dependencies [J]. European Journal of Operational Research, 2012, 219 (3): 598-610.

[88] Shao Y, Bard J F, Jarrah A I. The therapist routing and scheduling problem [J]. IIE Transactions, 2012, 44 (10): 868-893.

[89] Fathollahi-Fard A M, Hajiaghaei-Keshteli M, Tavakkoli-Moghaddam R, et al. Bi-level programming for home health care supply chain considering outsourcing [J]. Journal of Industrial Information Integration, 2022, 25: 100246.

[90] Schwarze S, Voß S. Improved load balancing and resource utilization for the skill vehicle routing problem [J]. Optimization Letters, 2013, 7 (8): 1805-1823.

[91] Cappanera P, Scutellà M G. Joint assignment, scheduling, and routing models to home care optimization: a pattern-based approach [J]. Transportation Science, 2015, 49 (4): 830-852.

[92] Polnik M, Riccardi A, Akartunalı K. A multistage optimisation algorithm for the large vehicle routing problem with time windows and synchronised visits [J]. Journal of the Operational Research Society, 2020: 1-16.

[93] Kovacs A A, Parragh S N, Doerner K F, et al. Adaptive large neighborhood search for service technician routing and scheduling problems [J]. Journal of Scheduling, 2012, 15 (5): 579-600.

[94] Triki N, Garaix T, Xie X. A two-phase approach for periodic home health care planning [C]. 2014 IEEE International Conference on Automation Science and Engineering (CASE). IEEE, 2014: 518-523.

[95] Trautsamwieser A, Hirsch P. A branch-price-and-cut approach for solving the medium-term home health care planning problem [J]. Networks, 2014, 64 (3): 143-159.

[96] Liu R, Xie X, Garaix T. Hybridization of tabu search with feasible and infeasible local searches for periodic home health care logistics [J]. Omega, 2014,

47: 17-32.

[97] Gomes M I, Ramos T R P. Modelling and (re-) planning periodic home social care services with loyalty and non-loyalty features [J]. European Journal of Operational Research, 2019, 277 (1): 284-299.

[98] Defraeye M, Van Nieuwenhuyse I. Staffing and scheduling under nonstationary demand for service: a literature review [J]. Omega, 2016, 58: 4-25.

[99] Cappanera P, Scutellà M G, Nervi F, et al. Demand uncertainty in robust home care optimization [J]. Omega, 2018, 80: 95-110.

[100] Binart S, Dejax P, Gendreau M, et al. A 2-stage method for a field service routing problem with stochastic travel and service times [J]. Computers & Operations Research, 2016, 65: 64-75.

[101] Azaiez M N, Al Sharif S S. A 0-1 goal programming model for nurse scheduling [J]. Computers & Operations Research, 2005, 32 (3): 491-507.

[102] Bahadori-Chinibelagh S, Fathollahi-Fard A M, Hajiaghaei-Keshteli M. Two constructive algorithms to address a multi-depot home healthcare routing problem [J]. IETE Journal of Research, 2022, 68 (2): 1108-1114.

[103] Bard J F, Shao Y, Jarrah A I. A sequential grasp for the therapist routing and scheduling problem [J]. Journal of Scheduling, 2014, 17 (2): 109-133.

[104] Duque P M, Castro M, Sörensen K, et al. Home care service planning. the case of landelijke thuiszorg [J]. European Journal of Operational Research, 2015, 243 (1): 292-301.

[105] Manerba D, Mansini R. The nurse routing problem with workload constraints and incompatible services [J]. IFAC-PapersOnLine, 2016, 49 (12): 1192-1197.

[106] Akjiratikarl C, Yenradee P, Drake P R. PSO-based algorithm for home care worker scheduling in the UK [J]. Computers & Industrial Engineering, 2007, 53 (4): 559-583.

[107] Frifita S, Masmoudi M, Euchi J. General variable neighborhood search for home healthcare routing and scheduling problem with time windows and synchro-

nized visits [J]. Electronic Notes in Discrete Mathematics, 2017, 58: 63-70.

[**108**] Decerle J, Grunder O, El Hassani A H, et al. A hybrid memetic-ant colony optimization algorithm for the home health care problem with time window, synchronization and working time balancing [J]. Swarm and Evolutionary Computation, 2019, 46: 171-183.

[**109**] Sadeghi-Dastaki M, Afrazeh A. A two-stage skilled manpower planning model with demand uncertainty [J]. International Journal of Intelligent Computing and Cybernetics, 2018, 11 (4), 526-551.

[**110**] Firat M, Crognier G, Gabor A F, et al. Column generation based heuristic for learning classification trees [J]. Computers & Operations Research, 2020, 116: 104866.

[**111**] Chen P S, Lin Y J, Peng N C. A two-stage method to determine the allocation and scheduling of medical staff in uncertain environments [J]. Computers & Industrial Engineering, 2016, 99: 174-188.

[**112**] Souyris S, Cortés C E, Ordóñez F, et al. A robust optimization approach to dispatching technicians under stochastic service times [J]. Optimization Letters, 2013, 7 (7): 1549-1568.

[**113**] Schrotenboer A H, Ursavas E, Vis I F. A branch-and-price-and-cut algorithm for resource-constrained pickup and delivery problems [J]. Transportation Science, 2019, 53 (4): 1001-1022.

[**114**] Heching A, Hooker J N, Kimura R. A logic-based benders approach to home healthcare delivery [J]. Transportation Science, 2019, 53 (2): 510-522.

[**115**] Riazi S, Wigström O, Bengtsson K, et al. A column generation-based gossip algorithm for home healthcare routing and scheduling problems [J]. IEEE Transactions on Automation Science and Engineering, 2018, 16 (1): 127-137.

[**116**] Zaerpour F, Bischak D P, Menezes M B. Coordinated lab-clinics: a tactical assignment problem in healthcare [J]. European Journal of Operational Research, 2017, 263 (1): 283-294.

[**117**] Lanzarone E, Matta A, Scaccabarozzi G. A patient stochastic model to

support human resource planning in home care [J]. Production Planning and Control, 2010, 21 (1): 3-25.

[118] Marcon E, Chaabane S, Sallez Y, et al. A multi-agent system based on reactive decision rules for solving the caregiver routing problem in home health care [J]. Simulation Modelling Practice and Theory, 2017, 74: 134-151.

[119] Dantzig G B, Wolfe P. Decomposition principle for linear programs [J]. Operations Research, 1960, 8 (1): 101-111.

[120] Ropke S, Pisinger D. An adaptive large neighborhood search heuristic for the pickup and delivery problem with time windows [J]. Transportation Science, 2006, 40 (4): 455-472.

[121] Glover F, Laguna M. Handbook of combinatorial optimization [M]. Springer, 1998: 2093-2229.

[122] Cordeau J F, Gendreau M, Laporte G, et al. A guide to vehicle routing heuristics [J]. Journal of the Operational Research society, 2002, 53 (5): 512-522.

[123] Van Laarhoven P J, Aarts E H. Simulated annealing: Theory and applications [M]. Springer, 1987: 7-15.

[124] Solomon M M. Algorithms for the vehicle routing and scheduling problems with time window constraints [J]. Operations Research, 1987, 35 (2): 254-265.

[125] Liu R, Tao Y, Xie X. An adaptive large neighborhood search heuristic for the vehicle routing problem with time windows and synchronized visits [J]. Computers & Operations Research, 2019, 101: 250-262.

[126] Li Y, Xiang T, Szeto W Y. Home health care routing and scheduling problem with the consideration of outpatient services [J]. Transportation Research Part E: Logistics and Transportation Review, 2021, 152: 102420.

[127] Li J, Qin H, Baldacci R, et al. Branch-and-price-and-cut for the synchronized vehicle routing problem with split delivery, proportional service time and multiple time windows [J]. Transportation Research Part E: Logistics and Transportation Review, 2020, 140: 101955.

[128] Polnik M, Riccardi A, Akartunalı K. A multistage optimisation algo-

rithm for the large vehicle routing problem with time windows and synchronised visits [J]. Journal of the Operational Research Society, 2021, 72 (11): 2396-2411.

[**129**] Kohl N, Desrosiers J, Madsen O B G, et al. 2-path cuts for the vehicle routing problem with time windows [J]. Transportation Science, 1999, 33 (1): 101-116.

[**130**] Jepsen M, Petersen B, Spoorendonk S, et al. Subset-row inequalities applied to the vehicle-routing problem with time windows [J]. Operations Research, 2008, 56 (2): 497-511.

[**131**] Pecin D, Pessoa A, Poggi M, et al. Improved branch-cut-and-price for capacitated vehicle routing [J]. Mathematical Programming Computation, 2017, 9 (1): 61-100.

[**132**] Righini G, Salani M. Decremental state space relaxation strategies and initialization heuristics for solving the orienteering problem with time windows with dynamic programming [J]. Computers & Operations Research, 2009, 36 (4): 1191-1203.

[**133**] Baldacci R, Mingozzi A, Roberti R. New route relaxation and pricing strategies for the vehicle routing problem [J]. Operations Research, 2011, 59 (5): 1269-1283.

[**134**] Roberti R, Mingozzi A. Dynamic ng-path relaxation for the delivery man problem [J]. Transportation Science, 2014, 48 (3): 413-424.

[**135**] Desaulniers G. Branch-and-price-and-cut for the split-delivery vehicle routing problem with time windows [J]. Operations Research, 2010, 58 (1): 179-192.

[**136**] Frifita S, Masmoudi M. VNS methods for home care routing and scheduling problem with temporal dependencies, and multiple structures and specialties [J]. International Transactions in Operational Research, 2020, 27 (1): 291-313.

[**137**] Ben-Ameur W, Neto J. Acceleration of cutting-plane and column generation algorithms: applications to network design [J]. Networks: An International Journal, 2007, 49 (1): 3-17.